# Entzündungshemmende Ernährung für Einsteiger

*Ernährungsratgeber auf pflanzlicher Basis und mit hohem Proteingehalt (mit über 100 leckeren Rezepten)*

*Friedrich Zimmermann*

I0105479

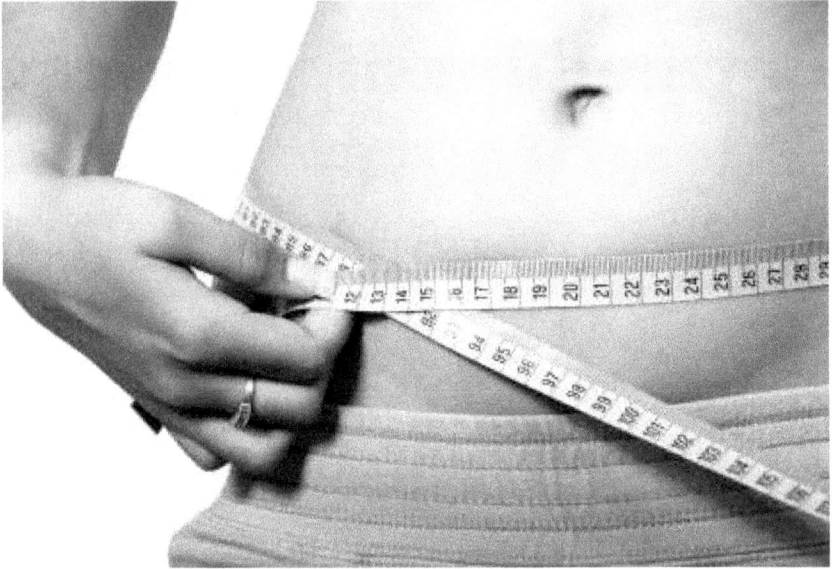

Dieses eBook wird ausschließlich zu dem Zweck bereitgestellt, relevante Informationen zu einem bestimmten Thema zu liefern, für das alle angemessenen Anstrengungen unternommen wurden, um sicherzustellen, dass es sowohl richtig als auch angemessen ist. Mit dem Kauf dieses eBooks erklären Sie sich jedoch damit einverstanden, dass sowohl der Autor als auch der Herausgeber in keiner Weise Experten für die hierin enthaltenen Themen sind, ungeachtet etwaiger Behauptungen, die als solche aufgestellt werden könnten. Daher sind alle Vorschläge oder Empfehlungen, die in diesem Buch gemacht werden, nur zur Unterhaltung gedacht. Es wird empfohlen, dass Sie immer einen Fachmann konsultieren, bevor Sie die hier besprochenen Ratschläge oder Techniken anwenden.

Dabei handelt es sich um eine rechtsverbindliche Erklärung, die sowohl vom Ausschuss der Verlegervereinigung als auch von der American Bar Association als gültig und fair angesehen wird und in den Vereinigten Staaten als rechtsverbindlich gelten sollte.

Die Reproduktion, Übertragung und Vervielfältigung des hierin enthaltenen Inhalts, einschließlich spezifischer oder erweiterter

Informationen, wird unabhängig von der Endform, die die Informationen letztendlich annehmen, als illegale Handlung betrachtet. Dies gilt auch für die Vervielfältigung des Werkes in physischer, digitaler und Audioform, es sei denn, es liegt eine ausdrückliche Zustimmung des Herausgebers vor. Alle weiteren Rechte vorbehalten.

Darüber hinaus werden die Informationen, die auf den hier beschriebenen Seiten zu finden sind, als korrekt und wahrheitsgemäß angesehen, wenn es um die Wiedergabe von Fakten geht. In diesem Sinne ist der Herausgeber von jeglicher Verantwortung für Handlungen, die außerhalb seines direkten Einflussbereichs liegen, befreit, unabhängig davon, ob diese Informationen richtig oder falsch verwendet werden. Ungeachtet dessen gibt es keinerlei Szenarien, in denen der ursprüngliche Autor oder der Verlag in irgendeiner Weise für Schäden oder Unannehmlichkeiten haftbar gemacht werden können, die sich aus den hier besprochenen Informationen ergeben.

Darüber hinaus dienen die Informationen auf den folgenden Seiten nur zu Informationszwecken und sollten daher als allgemeingültig betrachtet werden. Sie werden naturgemäß ohne Gewähr für ihre fortdauernde Gültigkeit oder vorläufige Qualität präsentiert. Die Erwähnung von Warenzeichen erfolgt ohne

4

schriftliche Zustimmung und kann in keiner Weise als Zustimmung des Warenzeicheninhabers gewertet werden.

Entzündungshemmende Ernährung für Einsteiger ...................... 1
Inhaltsübersicht ..................... **Error! Bookmark not defined.**
Einführung ................................................................. 8
Kapitel 1: Was ist eine Entzündung? ...................................... 10
Kapitel 2: Krankheitsvorbeugung ........................................ 15
Kapitel 3: Eine neue Lebensweise, ein neues Ich ....................... 17
Kapitel 4: Erlaubte/vermiedene Lebensmittel .......................... 22
Kapitel 5:3 Wochen Diätplan ............................................. 31

Suppen und Eintöpfe ............................................. 58
Salate und Beilagen ............................................... 84
Vegetarische Gerichte ........................................... 104
Fisch- und Meeresfrüchtegerichte ........................... 134
Fleisch- und Geflügelgerichte ................................. 164
Burger- und Hot Dog-Rezepte ............................... 188
Gewürze, Saucen und Dressings ............................. 204
Desserts und Snacks ............................................. 228

Schlussfolgerung ................................................... 246

# Einführung

Fühlen Sie sich träge und schmerzen, wenn Sie morgens aus dem Bett kommen? Haben Sie es satt, sich jeden Tag müde und schmerzerfüllt zu fühlen? Suchen Sie nach einem nachhaltigen Weg, um Gewicht zu verlieren, sich gesund zu ernähren und Ihre verlorene Energie zurückzugewinnen?

Herzlichen Glückwunsch, dass Sie mit dem Kauf des *Buches "Entzündungshemmende Ernährung für Anfänger" den* ersten Schritt zu einer gesunden Lebensweise gemacht haben, und vielen Dank dafür!

In den folgenden Kapiteln erfahren Sie, wie Sie Ihr tägliches Leben verbessern, Ihr Immunsystem heilen, Gewicht verlieren und sogar degenerativen Krankheiten vorbeugen können. Entzündungen können Sie in einen Kreislauf stürzen, aus dem Sie nur schwer wieder herauskommen. Sie verursachen Schmerzen in Ihren Muskeln und Gelenken und lassen Sie weniger aktiv werden. Eine eher sitzende Lebensweise führt zu einer Gewichtszunahme, die wiederum Ihre Gelenke stärker belastet und weitere Entzündungen verursacht. Sie können die Entzündung jedoch eindämmen, indem Sie Ihre Ernährung ein wenig umstellen.

Es dauert nur 3 Wochen, um etwas zur Gewohnheit werden zu lassen. Fangen Sie heute an und bauen Sie sich eine starke, gesunde Zukunft auf. Enthalten ist ein 3-Wochen-Essensplan mit Rezepten für Frühstück, Mittag- und Abendessen, Smoothies und sogar Desserts. Durch eine einfache Umstellung Ihrer Ernährungsgewohnheiten können Sie die Entzündungen reduzieren, die Müdigkeit, Gelenkschmerzen, verlangsamte kognitive Funktionen und viele Autoimmunkrankheiten verursachen. Sie werden feststellen, dass Sie nicht mehr täglich Schmerzmittel benötigen, und Sie müssen nicht hungern, um dieses Ziel zu erreichen!

Es gibt viele Bücher zu diesem Thema, und ich danke Ihnen, dass Sie dieses ausgewählt haben! Es wurden große Anstrengungen unternommen, um sicherzustellen, dass dieses Buch leicht zu lesen ist und dennoch so viele nützliche Informationen wie möglich enthält; viel Spaß!

# Kapitel 1: Was ist eine Entzündung?

Entzündungen sind Teil der Reaktion des Körpers auf eine Verletzung oder Infektion. Sie ist eine physiologische Reaktion, die dem Immunsystem signalisiert, dass es geschädigte Zellen reparieren oder Viren und Bakterien abwehren muss. Ohne Entzündungen, die dem Immunsystem signalisieren, dass es aktiv werden muss, wären infizierte Wunden und Viren tödlich.

Leider handelt es sich nicht um ein perfektes System. Manchmal flammt die Entzündung in Teilen des Körpers auf, wo sie nicht gebraucht wird. Dies kann zu chronischen Entzündungen führen, die mit Schlaganfall, Herzerkrankungen und Autoimmunerkrankungen in Verbindung gebracht werden.

Es gibt zwei verschiedene Arten von Entzündungen: akute und chronische. Eine akute Entzündung tritt nach einer Verletzung auf, z. B. nach einem Kratzer oder Schnitt, einem verstauchten Knöchel oder sogar einer Halsentzündung. In diesem Fall reagiert das Immunsystem nur auf die verletzte Stelle. Die Entzündung dauert nur so lange wie nötig, um den Schaden zu beheben. Sie würde dazu führen, dass sich die roten Blutgefäße weiten und der Blutfluss erhöht wird. Die weißen

Blutkörperchen würden sich in dem Bereich vermehren, in dem sie benötigt werden, und zur Heilung des Körpers beitragen. Zu den Anzeichen einer akuten Entzündung gehören Rötung, Schwellung, Schmerzen, ein warmes Gefühl oder Fieber.

Bei einer akuten Entzündung setzt das geschädigte Gewebe eine Chemikalie namens Zytokine frei. Die Zytokine dienen als Signal für unseren Körper, zusätzliche weiße Blutkörperchen und Nährstoffe zu schicken, um die Heilung zu unterstützen. Prostaglandine, eine hormonähnliche Substanz, lösen Schmerzen und Fieber aus und bilden Blutgerinnsel, die die Reparatur des beschädigten Gewebes unterstützen. Während der Körper heilt, geht die Entzündung allmählich zurück, bis sie nicht mehr benötigt wird.

Während eine akute Entzündung sehr nützlich ist, um dem Körper bei der Selbstheilung zu helfen, kann eine chronische Entzündung mehr Schaden anrichten, als sie zu reparieren. Chronische Entzündungen sind in der Regel im gesamten Körper auf einem niedrigen Niveau. Sie wird häufig durch einen geringen Anstieg von Markern des Immunsystems in Blut- oder Gewebeproben festgestellt.

Chronische Entzündungen können durch alles ausgelöst werden, was der Körper als Bedrohung empfindet, unabhängig davon, ob es sich tatsächlich um eine solche handelt oder nicht. Diese Entzündung löst immer noch eine Reaktion der weißen Blutkörperchen aus, aber da es nichts gibt, was ihre Aufmerksamkeit zur Heilung benötigt, beginnen sie manchmal, gesunde Zellen, Gewebe und Organe anzugreifen. Die Forscher versuchen zwar immer noch, die genaue Funktionsweise der chronischen Entzündung zu verstehen, aber es ist bekannt, dass sie die Wahrscheinlichkeit der Entwicklung vieler Krankheiten erhöht.

Fälle von akuten Entzündungen lassen sich oft leicht mit rezeptfreien Medikamenten behandeln. Gängige NSAID-Medikamente und Schmerzmittel wie Naproxen, Ibuprofen und Aspirin gelten in der Regel als sicher und wirksam bei kurzfristigen Entzündungen. Diese Medikamente blockieren das Enzym Cyclooxygenase, das die Prostaglandine produziert; dadurch werden die Schmerzen gelindert und erträglicher. Wenn die freiverkäuflichen Medikamente die Beschwerden nicht lindern, gibt es auch verschreibungspflichtige Medikamente wie Kortison und Steroide wie Prednison, die dafür bekannt sind, dass sie die Entzündung verringern. Leider gibt es immer noch keine speziellen Medikamente zur Behandlung chronischer Entzündungen.

Es gibt zwar viele Möglichkeiten zur kurzfristigen Behandlung von Entzündungen, aber alle Medikamente haben Nebenwirkungen und sind möglicherweise nicht sicher für eine langfristige Anwendung.

NSAIDs können, wenn sie häufig über Monate oder Jahre hinweg eingenommen werden, das Risiko eines Schlaganfalls oder Herzinfarkts sowie von Magen- und Darmnebenwirkungen wie Geschwüren und Blutungen erhöhen. Kortison kann zu Gewichtszunahme, Osteoporose, Diabetes und Muskelschwäche führen. Prednison wird zur Behandlung einer Vielzahl von Symptomen und Krankheiten verschrieben, kann aber auch das Immunsystem unterdrücken, was zu einem erhöhten Infektionsrisiko führt. Bei langfristiger Einnahme kann es auch das Risiko von Osteoporose, dünner werdender Haut, Flüssigkeitseinlagerungen und Gewichtszunahme aufgrund von erhöhtem Hungergefühl erhöhen.

Medikamente können schnell wirken und die Schmerzen für ein paar Stunden lindern, aber sie sind mit vielen Risiken verbunden und müssen täglich eingenommen werden, meist mehrmals täglich, um eine anhaltende Linderung zu erzielen. Wenn die Entzündung chronisch wird und Ihr tägliches Leben beeinträchtigt, ist es an der Zeit, nach einer sichereren

Langzeitlösung für die Entzündung zu suchen. Das kann so einfach sein wie eine Änderung der Ernährung.

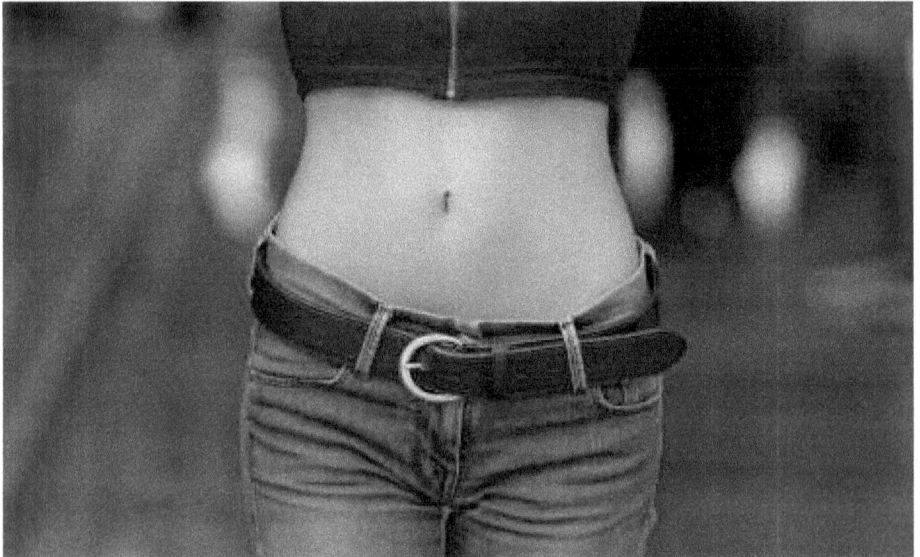

# Kapitel 2: Krankheitsvorbeugung

Die Forscher versuchen immer noch, die Besonderheiten der Entzündung und ihre Auswirkungen auf den Körper zu verstehen. Bekannt ist jedoch, dass entzündungsfördernde Lebensmittel mit einem höheren Risiko für langfristige und schwer zu beherrschende Krankheiten wie Typ-2-Diabetes und Herzkrankheiten verbunden sind.

Der Verzehr entzündungshemmender Lebensmittel wird Ihr überaktives Immunsystem beruhigen. Durch eine Umstellung Ihrer Ernährungsgewohnheiten können Sie nicht nur Ihre Entzündungssymptome lindern, sondern sogar den Verlauf bereits bestehender Erkrankungen umkehren. Dazu gehören entzündliche Darmerkrankungen und Morbus Crohn, Depressionen, Angstzustände, Autoimmunerkrankungen wie Lupus, Schuppenflechte und verschiedene Arten von Arthritis, Herz-Kreislauf-Erkrankungen, Stoffwechselstörungen wie Diabetes, hoher Cholesterinspiegel, Asthma und sogar Hauterkrankungen wie Ekzeme.

Es sind zwar noch groß angelegte Studien erforderlich, aber chronische Entzündungen werden mit vielen schweren Krankheiten in Verbindung gebracht, von denen ein großer Teil der Gesellschaft betroffen ist. Herzkrankheiten, Arthritis,

Diabetes, Alzheimer-Depression und sogar Krebs werden mit Entzündungen in Verbindung gebracht. In experimentellen Studien wurde festgestellt, dass es viele Lebensmittel gibt, die entzündungshemmend wirken. In diesen Studien konnten auch viele der Lebensmittel und Getränke identifiziert werden, die Entzündungen auslösen können.

Durch die Wahl der richtigen Lebensmittel können Sie die Entzündung in Ihrem Körper verringern, bestehende Beschwerden verlangsamen oder sogar zurückgehen lassen.

Es ist nicht verwunderlich, dass die meisten Lebensmittel, die Entzündungen verursachen, die Lebensmittel sind, von denen uns immer gesagt wurde, sie seien "ungesund". Wir wissen bereits, dass der Verzehr von zu vielen ungesunden Lebensmitteln zu einer Gewichtszunahme führen kann, und zusätzliches Gewicht kann das Entzündungsrisiko erhöhen, aber selbst wenn man die Fettleibigkeit berücksichtigt, gibt es immer noch einen unbestreitbaren Zusammenhang zwischen Lebensmitteln und Entzündungen.

# Kapitel 3: Eine neue Lebensweise, ein neues Ich

Sie haben es in der Hand, die Kontrolle über Ihre Gesundheit zu übernehmen. Die Anti-Entzündungs-Diät entfernt Giftstoffe und Chemikalien aus dem Körper, die aus der durchschnittlichen Ernährung stammen. Sie wirkt zwar nicht innerhalb von ein oder zwei Stunden wie Schmerzmittel, aber sie reduziert Ihre chronischen Entzündungen, steigert Ihre Energie und hat nicht die ganzen Nebenwirkungen.

Leben Sie wirklich, wenn Sie mit einer chronischen Entzündung leben? Wenn Sie mit chronischen Entzündungen zu kämpfen haben, leiden Sie unter vielen Symptomen, die Ihr Leben verändern können. Vielleicht gehen Sie aufgrund von Schmerzen oder Müdigkeit seltener aus. Sie sehen, wie die Welt an Ihnen vorbeizieht, und verpassen vielleicht Zeit, die Sie mit Freunden oder Ihren Enkeln hätten verbringen können. Wenn Muskeln und Gelenke durch die Schwellung steif werden, bewegen Sie sich vielleicht weniger, sogar in Ihrem eigenen Haus. Dies führt oft zu einer Gewichtszunahme, die die Schmerzen und die Entzündung nur noch verschlimmert. Durch den Verzehr von entzündungshemmenden Lebensmitteln können Sie Ihre Schmerzen und Schwellungen innerhalb weniger Tage verringern. Sobald die Entzündung zurückgegangen ist, sind Sie im Handumdrehen wieder auf den Beinen und können mit den Enkeln spielen oder spazieren gehen. Sie werden spüren, wie Ihre Energie zunimmt, und Sie werden wissen, dass Sie diese Veränderungen in Ihrem Leben erreichen konnten, indem Sie sich einfach gesund ernähren und wissen, welche Lebensmittel Sie meiden sollten.

Es mag schwierig erscheinen, auf so viele Ihrer Lieblingsspeisen zu verzichten oder eine eingeschränkte Ernährung einzuhalten, aber die Vorteile überwiegen die Verluste. Wenn Sie auf die Lebensmittel verzichten, die Entzündungen verursachen, können Sie Ihr Leben und Ihre Gesundheit wirklich in die Hand nehmen. Sie werden feststellen, dass sich Ihre Geschmacksknospen und Ihr Verlangen nach entzündungshemmenden Lebensmitteln verändern werden, wenn Sie sich strikt daran halten und nur noch entzündungshemmende Lebensmittel essen. Schon bald werden Sie die zuckerhaltigen Desserts nicht mehr vermissen und neue Lieblingsgerichte entdecken. Sobald Sie den Unterschied sehen und spüren, wenn die Entzündung abklingt, werden Sie nicht mehr zurückblicken.

Entzündungen können sich auf vielerlei Weise auswirken. Vielleicht haben Sie gar nicht bemerkt, dass Sie sich nicht gut fühlen. Vielleicht ist das ganz normal, und Sie wussten nicht einmal, dass Sie sich stärker oder schneller fühlen könnten. Vielleicht haben Sie angenommen, dass das Altern oder der Schlafmangel dafür verantwortlich sind. Sie werden feststellen, dass Ihre Müdigkeit verschwindet, sobald Sie mit der entzündungshemmenden Diät beginnen, und Sie werden nachts wieder besser schlafen können.

Aber um dauerhaft gesund zu bleiben, dürfen Sie dies nicht als Diät betrachten, sondern müssen wirklich eine neue Art der Ernährung, eine neue Lebensweise einführen. Zwar können Entzündungen durch den Verzehr der richtigen Lebensmittel reduziert werden, aber sie können genauso schnell wieder auftreten, wenn Sie in Ihre alten Ernährungsgewohnheiten zurückfallen. Sie müssen für diese Veränderung bereit sein. Wenn Sie es leid sind, sich jeden Tag krank und wund zu fühlen, sind Sie der Einzige, der das ändern kann.

Derzeit gibt es keine Langzeitmedikamente, die chronische Entzündungen lindern. Möglicherweise werden Ihnen Medikamente verschrieben, die einige der Entzündungssymptome behandeln, aber viele dieser Medikamente haben Nebenwirkungen und können Ihre Leber und Nieren belasten. Diese Nebenwirkungen können so schwer zu ertragen sein, dass Ihnen jetzt zusätzliche Medikamente verschrieben werden, um die Nebenwirkungen der ersten Medikamente zu behandeln. Es ist ein ständiger Kampf, die Krankheit in den Griff zu bekommen, und die Kosten für Medikamente und Arztbesuche machen die Sache nur noch frustrierender und verursachen zusätzlichen Stress in Ihrem Leben.

Treffen Sie die Entscheidung, Ihr Leben zum Besseren zu verändern, sich gesund und entzündungshemmend zu ernähren und, was noch wichtiger ist, keine entzündungsfördernden Lebensmittel mehr zu essen, und Sie werden sehen, dass Sie weniger Arztbesuche und Medikamente brauchen.

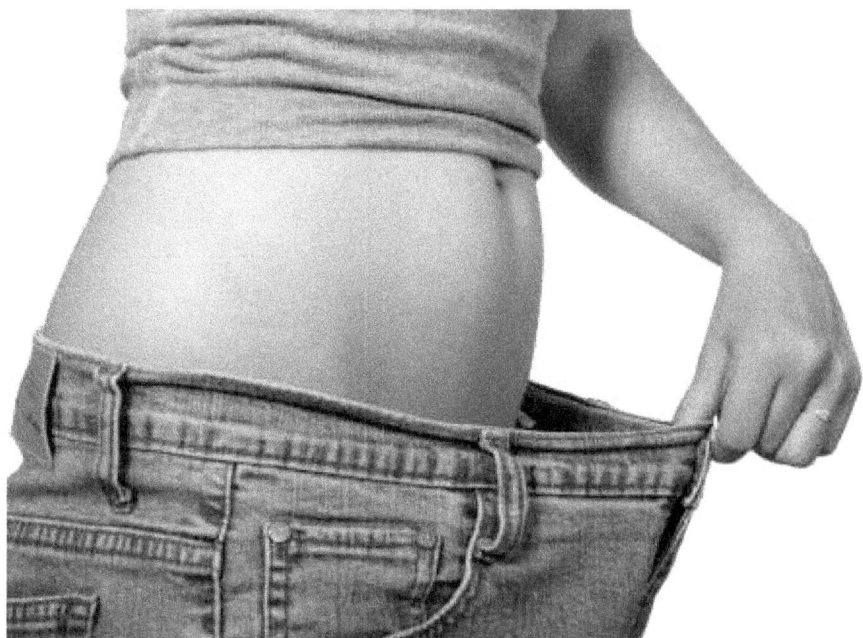

# Kapitel 4: Erlaubte/vermiedene Lebensmittel

Ihre Ernährung kann Ihr Immunsystem stark beeinflussen. Das Mikrobiom (Bakterien und Mikroorganismen) in Ihrem Verdauungstrakt trägt dazu bei, das natürliche Abwehrsystem Ihres Körpers zu regulieren. Alles, was Sie essen, wird entweder Entzündungen hervorrufen oder sie reduzieren.

Eine Ernährung mit ausgewogenen Fettsäuren trägt dazu bei, leichte chronische Entzündungen zu unterdrücken, und ermöglicht es Ihnen, sich optimal zu fühlen. Eine grundlegende entzündungshemmende Ernährung konzentriert sich auf den Verzicht auf zuckerhaltige, verarbeitete Lebensmittel und die Aufnahme großer Mengen an frischem Obst und Gemüse, gesunden Fetten, ganzen, unverarbeiteten Körnern, Gewürzen und Kräutern. Es ist auch wichtig, Kohlenhydrate zu begrenzen, da sie ebenfalls eine große Menge an Entzündungen verursachen.

Buntes Gemüse ist bekanntlich eine gute Quelle für Antioxidantien. Wenn Sie viele bunte Gemüsesorten zu sich nehmen und die stärkehaltigen weglassen, können Sie Ihr Immunsystem unterstützen.

Hülsenfrüchte sind eine weitere gute Quelle für Antioxidantien und Eiweiß. Um Zusatzstoffe einzusparen, sollten Sie getrocknete Bohnen wählen und sie über Nacht einweichen, bevor Sie sie abspülen und kochen.

Getreide kann bei der Verringerung von Entzündungen hilfreich sein, da es Ballaststoffe und Antioxidantien liefert, wenn Sie die richtigen Körner auswählen. Viele Menschen reagieren empfindlich auf Gluten, auch diejenigen, die nicht an Zöliakie leiden. Achten Sie darauf, glutenfreie, unverarbeitete Körner wie Hafer, Quinoa, Gerste und braunen Reis zu wählen.

Natives Olivenöl extra ist ein hervorragendes gesundes Fett und sollte beim Kochen oder Anrichten von Salaten immer verwendet werden. Natives Olivenöl extra enthält einfach ungesättigte Fettsäuren, die gut für das Herz sind, sowie Antioxidantien und eine Verbindung namens Oleocanthal, die dafür bekannt ist, dass sie Entzündungen verringert.
Es gibt zwar viele Lebensmittel, die Sie in Ihre Ernährung aufnehmen sollten, um chronische Entzündungen zu reduzieren, aber es gibt auch einige Lebensmittel, die Sie meiden sollten, um die Entzündung einzudämmen.

Verarbeitete Lebensmittel und Zucker sind zwei der größten Übeltäter, wenn es um Entzündungen in der westlichen Ernährung geht. Verarbeitete Lebensmittel sind stark verfeinert, wodurch sie einen Großteil ihrer natürlichen Ballast- und Nährstoffe verlieren. Außerdem enthalten sie oft einen hohen Anteil an Omega-6-Fettsäuren, Transfettsäuren und gesättigten Fettsäuren, die alle die Entzündung fördern.

Zucker ist einer der schlimmsten Übeltäter, wenn es um die Verstärkung von Entzündungen geht. Er versteckt sich nicht nur in vielen Lebensmitteln, sondern macht Studien zufolge auch sehr süchtig. Aus diesem Grund sollten Sie mit einer Entzugsphase rechnen, wenn Sie ihn aus Ihrer Ernährung streichen. Dies kann oft zu Kopfschmerzen, Heißhunger und Trägheit führen. Geben Sie sich etwas Zeit, damit Ihr Körper diese Phase verarbeiten kann. Zucker, selbst natürlicher Zucker wie Honig und Agave, veranlasst den Körper, Zytokine freizusetzen, die eine Immunreaktion auslösen und zu Entzündungen führen. Sie müssen natürlichen Zucker nicht vollständig aus Ihrer Ernährung streichen, aber Sie sollten darauf hinarbeiten, ihn nur wenige Male pro Woche und höchstens zu einer Mahlzeit pro Tag zu essen.

Die meisten frittierten Lebensmittel, insbesondere frittierte, sollten ebenfalls gemieden werden. Sie werden in der Regel in verarbeiteten Ölen oder Schmalz gekocht und sind mit raffiniertem Mehl überzogen, das Entzündungen fördert.

Achten Sie auf Lebensmittel, die als Nachtschattengewächse bekannt sind. Nachtschattengewächse können entzündungshemmend wirken, aber manche Menschen reagieren empfindlich auf sie. Wenn Sie feststellen, dass Sie nach dem Verzehr eines Nachtschattengewächses mehr Entzündungen haben, sollten Sie Ihre Rezepte durch andere ersetzen.

Nachfolgend finden Sie eine Reihe von Lebensmitteln, die Sie vermehrt in Ihre Ernährung aufnehmen sollten, sowie solche, die Sie einschränken oder vermeiden sollten. Diese Liste ist nicht allumfassend, halten Sie sich also an die oben genannten Punkte.

| Lebensmittel zum Genießen | Zu vermeidende Lebensmittel |
| --- | --- |
| **Gemüse** | **Gemüse** |
| Grünkohl Stangenbohnen | Nachtschattengewächse wie |
| Spinat Wasserkastanie | Bananen-Paprika |
| Karfiol Blumenkohl | Chili-Paprika |
| Rucola-Fenchel | Thai-Paprika |
| Brokkoli-Salat | Tomaten |

| | |
|---|---|
| Karotten Paprika | Tomatillos |
| Kohl Rhabarber | Pimentkörner |
| Artischocken-Schalotten | Paprikaschoten |
| Spargel Champignons | Habanero |
| Rüben Knoblauch | Aubergine |
| RosenkohlZwiebel | Jalapeno |
| Zucchini Lauch | Kartoffeln (Süßkartoffeln |
| Kürbis Radieschen | sind in Ordnung) |
| Brunnenkresse Mangold | Artischocke |
| Rote BeeteBok Choy | Alle Gemüsekonserven und |
| Staudensellerie Gurke | Tiefkühlgemüse sollten |
| Rüben | vermieden werden. |

**Früchte**

| | |
|---|---|
| Apfel Heidelbeeren | |
| Wassermelone Granatapfel | **Früchte** |
| Aprikose-Kantaloupe | Alle Obstkonserven und |
| Banane-Pflaume | Tiefkühlkost sollten |
| Erdbeeren Ananas | vermieden werden. |
| Brombeeren Kirschen | |
| Sternfrucht-Birne | |
| Datteln Papaya | |
| Feigen Orange | |
| Nektarine Trauben | |

| | |
|---|---|
| Mango-Guave<br>Zitrone-Honigtau<br>Kiwi Klementine | |
| **Vegetarisches Eiweiß**<br>Tempeh Soja Nüsse<br>Edamame Sojamilch<br>Tofu Bio-Eier | **Vegetarisches Eiweiß**<br>Molkerei<br>Gefrorene oder verarbeitete<br>Mahlzeiten<br>Nicht-biologische Eier |
| **Eiweiß**<br>Thunfisch Flunder<br>Venusmuscheln Shrimps<br>Gestreifter Barsch<br>Regenbogenforelle<br>Schnapper Sardinen<br>Krabbe Heilbutt<br>Heringslachs<br>Hummer-Austern<br>Bio-Eier von Hühnern ohne<br>Haut | **Eiweiß**<br>Rotes Fleisch mit Hormonen<br>Verarbeitetes Fleisch wie<br>Wurstwaren, Hot Dogs, Speck<br>und Wurst. |
| **Körner**<br>Gerste Schwarzer Reis<br>Wildreis Quinoa<br>Brauner Reis Hafer<br>Buchweizen Hirse<br>Bulgarischer Farro | **Körner**<br>Weißer Reis<br>Weizenmehl<br>Mais |

| Mais | |
|---|---|
| **Stärkehaltige Gemüsesorten** | **Stärkehaltige Gemüsesorten** |
| Eichelkürbis Süßkartoffeln<br>Jicama Butternusskürbis<br>Goldkartoffeln Pastinaken<br>Rote Kartoffeln Artischocke<br>Süßkartoffeln Kürbis<br>Lila Kartoffeln Weiße Kartoffeln | Weiße Kartoffeln können bei Personen, die empfindlich auf Nachtschattengewächse reagieren, Entzündungen hervorrufen. |
| **Fette und Öle** | **Fette und Öle** |
| Mandeln Avocado-Öl<br>Mandelbutter Cashews<br>Mandelöl Cashew-Butter<br>Olivenöl Haselnüsse<br>WalnüsseChia-Samen<br>Walnussöl Sesamsamenöl<br>Hanfsamen Leinsamen<br>Avocado-Brasilika-Nüsse<br>Kürbiskerne Pekannüsse<br>Macadamia-Nüsse Oliven<br>Sonnenblumenkernbutter | Pflanzenöl Safloröl<br>Sojabohnenöl Traubenkernöl<br>Erdnussbutter-Mayonnaise<br>Maisöl |
| **Kräuter und Gewürze** | |
| Kurkuma-Knoblauch | Cayennepfeffer und |

| | |
|---|---|
| Ingwer Zimt<br>Basilikum-Thymian<br>Schwarzer Pfeffer Salbei<br>Koriander Petersilie<br>Cayennepfeffer Oregano<br>Dill-Minze<br>Gewürznelken Kreuzkümmel | Chilipfeffer können bei Personen, die empfindlich auf Nachtschattengewächse reagieren, Entzündungen hervorrufen. |
| **Getränke**<br>Wasser<br>Grüner, schwarzer und weißer Tee, Kräutertee und Oolong | **Getränke**<br>Alle anderen Getränke sollten vermieden werden. |
| **Ersatz für Nachtschattengewächse**<br>Weiße Kartoffeln - Süßkartoffeln, Pastinaken oder Rüben.<br>Tomaten- Rote Bete, Kürbis oder Butternusskürbis.<br>Paprika, Möhren, Sellerie, Gurken oder Radieschen.<br>Chili- und Cayennepfeffer, Kurkuma, schwarzer Pfeffer, Nelken, Ingwer oder | |

| Knoblauchpulver. Auberginen, Portobello-Pilze, Zucchini oder Okra. | |
|---|---|

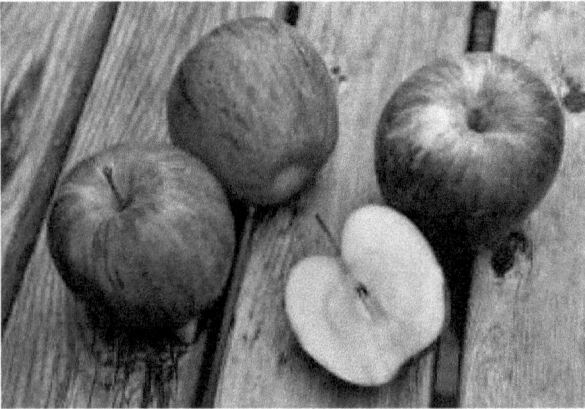

# Kapitel 5:3 Wochen Diätplan

Jetzt, da Sie besser verstehen, was chronische Entzündungen in Ihrem Körper verursacht, ist es an der Zeit, Ihr neues Leben zu beginnen. In diesem Buch finden Sie genügend Rezepte, um die nächsten 21 Tage zu überstehen.

## Frühstücks-Rezepte

### Kokosnussmehl-Pfannkuchen

Kokosnussmehl - 0,25 Tasse

Kokosnussmilch - 0,25 Tasse

Kaltgepresstes Kokosnussöl - 2 volle Esslöffel

Bio-Eier - 3

Honig - 2 Esslöffel

Reiner Vanilleextrakt - 0,5 Teelöffel

Eine Prise Backpulver

Salz - 0,0625 Teelöffel

Ahornsirup nach Belieben

Grasgefütterte Butter

Honig, Eier und Kokosnussöl mischen. Verquirlen, bis alles gut vermischt ist.

Dann die Kokosmilch und den Vanilleextrakt in die Eimischung geben und verrühren.

Langsam Salz, Mehl und Backpulver einrieseln lassen. Rühren Sie so lange, bis alles gut vermischt ist, aber seien Sie vorsichtig; wenn Sie zu viel mischen, werden die Pfannkuchen flach. Es wird empfohlen, ein paar Klumpen in der Mischung zu lassen.

Schmelzen Sie nun etwas Butter in Ihrer Pfanne und geben Sie den Teig mit einem Schöpflöffel oder Messbecher hinein, damit Sie ihn leicht ausgießen können.

Sie werden nicht viele Blasen in diesem Teig sehen, wenn er kocht, also müssen Sie die Unterseite Ihres Pfannkuchens sorgfältig prüfen, um sicherzustellen, dass er gebräunt ist, bevor Sie ihn wenden.

Die andere Seite des Pfannkuchens fertig backen und mit Ahornsirup servieren.

Wenn Sie mit der Konsistenz der Pfannkuchen nicht zufrieden sind, fügen Sie einfach ein weiteres Ei hinzu.

**Ergibt 8 Pfannkuchen (je nach Größe) Für 2 Personen.**

Süßkartoffelkuchen mit Spinat und Grünkohl

Süßkartoffeln - 2 mittelgroße

Gehackter Spinat - 0,5 Tasse

Grünkohl - 0,5 Tasse, gehackt und entstielt

Weiße Zwiebel - 0,25 Tasse, fein gehackt

Meersalz - 0,5 Teelöffel

Kreuzkümmel - 1 Teelöffel

Avocadoöl - 3 Teelöffel

Knoblauch in Pulverform - 1 Teelöffel

Vollfett-Kokosmilch - 2 Esslöffel

Schälen Sie zunächst die Kartoffeln und schneiden Sie sie in etwa ½ Zoll große Würfel.

Geben Sie etwa einen Zentimeter Wasser in einen Topf und dämpfen Sie die Kartoffeln mit einem Dampfkorb, bis sie weich sind.

Sobald die Süßkartoffeln weich sind, in eine Schüssel geben. Die Milch hinzufügen und pürieren, bis keine Klumpen mehr vorhanden sind.

Dann den Grünkohl, die Zwiebel, den Spinat, den Kreuzkümmel, das Meersalz und den Knoblauch hinzugeben. Umrühren, bis alles gut vermischt ist.

Aus der Mischung 6-8 einzelne Pastetchen formen.

Avocadoöl erhitzen und alle Patties braten, bis sie auf beiden Seiten gebräunt sind.

**Ergibt 6 Portionen.**


Kurkuma-Schokoladen-Chia-Pudding

Kokosnussmilch - 1 Dose
Chia-Samen-.33 Tassen
Ungesüßtes Kakaopulver-.25 Tassen
Zimt-.5 Teelöffel
Gemahlener Kurkuma - 1 Teelöffel
Roher Honig -.5 Esslöffel

Vanilleextrakt-.5 Teelöffel

Belag: Sie können Nüsse, Früchte, Kokosraspeln usw. wählen.

Vanille, Honig, Kurkuma, Zimt, Kakaopulver, Chiasamen und Milch in einen Mixer geben und mixen, bis eine glatte Konsistenz erreicht ist.

Die Mischung mindestens 4 Stunden lang zugedeckt im Kühlschrank aufbewahren, bis sie eindickt.

In eine Schüssel geben und mit den gewünschten Zutaten garnieren.

Gekühlt servieren.

**Ergibt 2 Portionen.**

Mango-Kurkuma-Haferflocken für die Nacht

Haferflocken-.5 Tasse
Milchkefir oder griechischer Joghurt-.5 Tasse
Mandelmilch-.5 Tasse
Ahornsirup-2 Teelöffel

Gemahlene Kurkuma-.25 Teelöffel

Kardamom-.25 Teelöffel

Chiasamen - 1 Esslöffel

Gemahlener Zimt-.25 Teelöffel

Ingwer-.25 Teelöffel

Fein gehackte Mango (frisch oder gefroren) - die Hälfte

Geben Sie in 2 Einmachgläser jeweils ¼ Tasse Haferflocken, ¼ Tasse Milchkefir oder griechischen Joghurt und ¼ Tasse Mandelmilch.

Die Chiasamen und Gewürze auf die Gläser verteilen. Umrühren, bis sie gut vermischt sind.

Die Gläser mit der klein geschnittenen Mango füllen.

Die Gläser über Nacht in den Kühlschrank stellen.

Direkt aus dem Glas kalt genießen oder in eine Schüssel füllen und in der Mikrowelle erwärmen.

**Ergibt 2 Portionen.**

Ahorn-Reisbrei-Auflauf

Brauner Reis-.5 Tasse

Vanilleextrakt-.5 Teelöffel

Reiner Ahornsirup - 2 Esslöffel

Eine Prise Zimt

Eine kleine Prise Salz (optional)

In Scheiben geschnittenes Obst wie Birnen, Pflaumen, Beeren oder Kirschen

Schalten Sie den Backofen auf 400 Grad Fahrenheit ein und lassen Sie ihn vorheizen.

Den Reis und eine Tasse Wasser in einen Topf geben und bei mittlerer bis starker Hitze zum Kochen bringen.

Während des Aufkochens Zimt und Vanilleextrakt einrühren, bis alles gut vermischt ist.

Einen Deckel auf den Topf legen und die Hitze auf mittlere/niedrige Stufe herunterschalten.

Lassen Sie den Reis 10-15 Minuten lang köcheln, bis er weich ist.

Den Reis umrühren und auf zwei ofenfeste Servierschalen aufteilen. Jede Schale mit Ahornsirup und geschnittenen

Früchten nach Wunsch belegen und nach Belieben mit Salz bestreuen.

Die Reisschalen etwa 10-15 Minuten backen, bis der Sirup zu sprudeln beginnt und der Fruchtbelag zu karamellisieren beginnt.

Sofort servieren.

**Ergibt 2 Portionen.**


Pekan-Bananen-Haferflocken für die Nacht

Altmodische Haferflocken - 1 Tasse

Reife Bananen - 2 püriert

Mandelmilch - 1,5 Tassen

Einfacher griechischer Joghurt-.25 Tasse

Chiasamen - Esslöffel

Honig - 2 Esslöffel

Ungesüßte Kokosnussflocken - 2 Esslöffel geröstet

Vanilleextrakt-2 Teelöffel

Meersalz in Flocken -.25 Teelöffel

Bananenscheiben, Feigenhälften, geröstete Pekannüsse, Granatapfelkerne und Honig zum Servieren

Alle Zutaten miteinander vermischen (außer den Früchten und Nüssen zum Servieren).

Mischen Sie alles zusammen, so dass die Zutaten gründlich vermischt werden.

Verteilen Sie die Mischung gleichmäßig auf 2 Schüsseln oder Gläser.

Die Schalen mit einem Deckel abdecken und über Nacht oder mindestens 6 Stunden im Kühlschrank abkühlen lassen.

Rühren Sie die Mischung um und erwärmen Sie sie anschließend, falls gewünscht.

Mit den Bananenscheiben, Feigen, gerösteten Pekannüssen und Granatapfelkernen belegen. Mit Honig beträufeln und genießen. **Ergibt 2 Portionen.**

## Frühstücksschüssel

Ganze Körner wie Amaranth oder Buchweizen - 1 Tasse

Nussmilch oder Kokosnusswasser - 2,5 Tassen

Zimt-1 Stange

Ganze Nelken-2

Sternanis (optional)-1 Schote

Frisches Obst wie Preiselbeeren, Brombeeren, Äpfel, Birnen oder andere Früchte Ihrer Wahl

Ahornsirup (wahlweise)

Geben Sie die Körner, das Kokoswasser oder die Nussmilch und die Gewürze in einen kleinen Topf und erwärmen Sie sie auf mittlerer bis hoher Flamme, bis sie kochen.

Sobald die Körner kochen, den Topf abdecken und den Brenner auf mittlere bis niedrige Stufe herunterdrehen. Lassen Sie die Körner köcheln, bis sie weich sind, in der Regel etwa 20-25 Minuten.

Die ganzen Gewürze wegwerfen und die Pfanne von der Herdplatte nehmen.

Mit etwas Ahornsirup und dem Obst Ihrer Wahl garnieren.

**Ergibt 2 Portionen.**


Puten-Apfel-Haschee

**Für das Fleisch:**

Putenhackfleisch - 1 Pfund

Zimt-.5 Teelöffel

Getrockneter Thymian-.5 Teelöffel

Kokosnussöl - 1 Esslöffel

Meersalz nach Geschmack

**Für das Haschisch:**

Karotten-.5 Tassen geschreddert

Kokosnussöl-.5 Esslöffel

Zucchini-1 groß

Zwiebel-1

1 großer Apfel, geschält, entkernt und in kleine Würfel
geschnitten

Butternusskürbis - 2 Tassen gefroren, in Würfel geschnitten

Spinat - 2 Tassen

Ingwerpulver-.75 Teelöffel

Zimt-1 Teelöffel

Knoblauchpulver-.5 Teelöffel

Kurkuma-.5 Teelöffel

Getrockneter Thymian-.5 Teelöffel

Meersalz, falls gewünscht


Erhitzen Sie das Kokosnussöl auf mittlerer bis hoher Flamme.


Den Truthahn zubereiten und braten, bis er braun wird.


0,5 Teelöffel Zimt, Thymian und Salz zum Putenhackfleisch geben und würzen. Untermischen, dann auf einen Teller geben.


Das restliche Kokosöl in dieselbe Pfanne geben und die Zwiebel darin anbraten, bis sie weich wird.


Apfel, Karotten, Zucchini und gefrorenen Kürbis in die Pfanne geben und etwa 4,5 Minuten kochen. Sobald das Gemüse weich ist, den Spinat untermischen.
bis er verwelkt.


Dann den gekochten Truthahn und die restlichen Gewürze in die Pfanne geben und alles gut vermischen. Bei Bedarf etwas Salz einstreuen und die Herdplatte ausschalten.


Genießen Sie das Haschee frisch und heiß oder bewahren Sie es im Kühlschrank auf, um es für später aufzubewahren.

In einem gut verschlossenen Behälter aufbewahrt, bleibt das Haschisch im Kühlschrank etwa 5-6 Tage frisch.

**Ergibt 5 Portionen.**

Chia-Energie-Riegel

Entsteinte Datteln - 1,5 Tassen verpackt

Rohe Walnussstücke - 1,25 Tassen

Rohes Kakaopulver-.33 Tasse

Ganze Chiasamen-.5 Tasse

Ungesüßte Kokosnuss-.5 Tassen, zerkleinert

Ganze Haferflocken-.5 Tasse

Reiner Vanilleextrakt - 1 Teelöffel

Dunkle Schokolade-.5 Tasse gehackt

Meersalz-.25 Teelöffel

Die Datteln in einem Küchengerät pürieren, bis sie dick und glatt sind.

Rohe Walnussstücke in den Mixer geben und gut mixen.

Die restlichen Zutaten dazugeben und verrühren.

Sobald er eine teigähnliche Konsistenz erreicht hat, eine quadratische Backform mit einem Stück Pergamentpapier auslegen, dabei einige Zentimeter über der Form lassen, damit man ihn leicht herausnehmen kann, und den Teig fest in die Form drücken, so dass er bis in alle Ecken gefüllt ist.

Stellen Sie die Backform über Nacht oder mindestens 4 Stunden in den Gefrierschrank.

Nehmen Sie die Form aus dem Gefrierfach und heben Sie die Masse aus der Form.

Mit einem Messer in 14 Riegel schneiden.

Kann in einem luftdicht verschlossenen Behälter im Kühlschrank aufbewahrt werden.

**Ergibt 14 Portionen.**


Bananen-Chia-Pudding

Banane-1 Groß
Chia-Samen-.5 Tasse

Roher Honig - 2 Esslöffel

Ungesüßte Mandelmilch - 2 Tassen

Vanilleextrakt - 0,5 Teelöffel

Kakaopulver - 1 Esslöffel

Einmischen:

Banane-1 Groß

Zartbitterschokoladenstückchen - 2 Esslöffel

Kakaonibs - 2 Esslöffel

In einer mittelgroßen Schüssel eine Banane und die Chiasamen mit einer Gabel zerdrücken, bis sie gut vermischt sind.

Mandelmilch und Vanilleextrakt hinzufügen, mit dem Schneebesen verrühren, bis keine Klümpchen mehr vorhanden sind.

Gießen Sie die Hälfte Ihrer Mischung in einen abgedeckten, luftdichten Behälter.

Den Honig (oder Ahornsirup) und das Kakaopulver zur restlichen Hälfte hinzugeben und erneut verquirlen, bis alles gut vermischt ist.

In ein zweites Gefäß die Kakaomischung geben und abdecken. Die beiden Behälter über Nacht oder für mindestens 4 Stunden in den Kühlschrank stellen.

Zum Servieren die beiden Puddings und die Zutaten gleichmäßig in 3 separate Behälter schichten.

Kann in einer gut verschlossenen Schüssel bis zu 5 Tage im Kühlschrank aufbewahrt werden.

**Ergibt 3 Portionen.**

Porridge

Walnuss- oder Pekannusshälften - 0,25 Tasse, grob gehackt

Ungesüßte, geröstete Kokosnuss - 0,25 Tasse

Hanfsamen-2 Esslöffel

Ungesüßte Mandelmilch - 0,75 Tassen

Ganze Chiasamen - 2 Esslöffel

Kokosnussmilch - 0,25 Tasse

Kokosnussöl-3 Teelöffel

Zimt - 0,5 Teelöffel

Mandelbutter - 0,25 Tasse

Kurkumapulver - 0,5 Teelöffel

Schwarzer Pfeffer - 0,0625 Teelöffel

Die gehackten Walnüsse (oder Pekannüsse), die Kokosnuss und die Hanfsamen in einer erhitzten Pfanne etwa 1-2 Minuten rösten, bis sie duften. Kokosnuss und Nüsse ein paar Mal schwenken, damit sie nicht in der Pfanne anbrennen.

Die Nüsse auf einen Teller schütten und beiseite stellen, bis sie nicht mehr heiß sind.

Die Mandel- und Kokosmilch in einem kleinen Topf auf mittlerer bis hoher Stufe erwärmen.

Sobald die Milch warm, aber noch nicht kochend ist, nehmen Sie sie vom Herd.

Zimt und Kurkumapulver verrühren und zusammen mit dem Kokosöl, der Mandelbutter, den Chiasamen und dem schwarzen Pfeffer in die Milch geben. Verrühren, bis alles gut vermischt ist, und etwa 5-8 Minuten beiseite stellen, damit es leicht abkühlt.

Etwa die Hälfte der Saaten- und Nussmischung dazugeben und unterrühren.

Den Brei auf zwei Schüsseln verteilen und die restliche geröstete Mischung darüber streuen.

Sofort servieren oder in einer gut verschlossenen Schüssel im Kühlschrank für maximal 3 Tage aufbewahren. Bei der Lagerung die restliche geröstete Mischung getrennt und bei Raumtemperatur aufbewahren. Erst kurz vor dem Servieren zugeben, damit es knusprig bleibt.

**Ergibt 2 Portionen.**

Süßkartoffel-Muffins

Gekochte Süßkartoffel-1 Klein

Bio-Ei-1

Braunes Reismehl - 1 Tasse

Kokosnussmilch - 0,75 Tasse

Kokosnussmehl - 0,25 Tasse

Reiner Ahornsirup - 0,5 Tasse

Backpulver-3 Teelöffel

Olivenöl-6 Teelöffel

Salz-1/2 Teelöffel

Zimtpulver-3 Teelöffel

Ingwerpulver - 1 Teelöffel

Kurkumapulver - 1 Teelöffel

Gemahlene Nelken - 0,125 Teelöffel

Gemahlene Muskatnuss - 0,125 Teelöffel

Schalten Sie den Ofen ein und backen Sie bei 400 Grad Fahrenheit.

Die gekochte Süßkartoffel abkühlen lassen und in zwei Hälften schneiden. Das Innere der Süßkartoffel mit einem Löffel in eine Schüssel schöpfen.

Ei, Olivenöl, Ahornsirup und Kokosmilch hinzufügen und mit der Süßkartoffel vermengen, bis eine glatte Masse entsteht.

In einer separaten Schüssel alle übrigen Zutaten vermischen und zu den Süßkartoffeln geben. Umrühren, bis alles gut vermischt ist.

Fetten Sie Ihr Muffinblech ein und füllen Sie den Teig gleichmäßig ein, bis jedes Muffinblech zu etwa 2/3 gefüllt ist.

minderwertig

**Ergibt 12 Portionen.**

## Kurkuma-Backofen-Eier

Bio-Eier - 8 bis 10 Große

Ungesüßte Mandelmilch - 0,5 Tasse

Schwarzer Pfeffer - 0,25 Teelöffel

Kurkumapulver - 0,75 Teelöffel

Eine Prise Kreuzkümmel

Meersalz - 0,25 Teelöffel

Mindestens 2 Zoll tiefes Blech (etwa 18" x 26" oder eine 9" x 13" Backform)

Optionaler Belag - Avocado, Salsa, Koriander, etc.

Schalten Sie den Ofen ein und heizen Sie ihn auf 350 Grad Fahrenheit auf.

Eier, Milch und Gewürze in einer mittelgroßen Schüssel mit einem Schneebesen verrühren.

Das Blech (oder die Backform) einölen.

Gießen Sie die Eier vorsichtig auf das Blech.

Die Eier 10 bis 12 Minuten im Ofen backen. Sobald die Eier zu stocken beginnen, aus dem Ofen nehmen und die Eier vorsichtig umrühren, ohne sie zu verschütten, dann die Pfanne wieder in den Ofen stellen.

Backen Sie die Eier weitere 8 bis 10 Minuten oder bis die Eier fest sind.

Die Eier aus dem Ofen nehmen und erneut umrühren.

Die Eier so servieren, wie sie sind, oder mit Paprika, Koriander, Avocado usw. garnieren.

Gebackene Eier können auch bis zu 4 Tage in einem gekühlten, luftdichten Behälter aufbewahrt werden.

Wenn Sie die Eier für ein einfaches Sandwich verwenden möchten, können Sie sie auch 15 bis 17 Minuten lang ohne Umrühren backen und dann in Quadrate schneiden.

**Ergibt 5-6 Portionen.**

Beeren-Kurkuma-Muffins

Weizenvollkornmehl - 1,33 Tassen
Kokosnussöl - 0,5 Tasse plus zusätzlich zum Einfetten der Dosen

Allzweckmehl-8 Unzen

Rohzucker - 0,5 Tasse

Ungesüßte Mandelmilch - 8 Unzen

Ahornsirup - 0,33 Tasse plus 1 Esslöffel

Backnatron - 1 Teelöffel

Backpulver - 1 Teelöffel

Kurkuma-.5 Esslöffel

Salz - 0,5 Teelöffel

Kardamom - 0,5 Teelöffel

Reiner Vanilleextrakt - 0,5 Teelöffel

Bio-Eier - 2 bei Raumtemperatur, verquirlt

Apfelessig - 2 Teelöffel

Gehackte Walnüsse - 1 Tasse

Frische oder gefrorene Himbeeren - 1 Tasse

Chiasamen - 1 Esslöffel

Frische oder gefrorene Heidelbeeren - 1 Tasse

Haferflocken - 3 Esslöffel


Schalten Sie den Backofen auf 400 Grad Fahrenheit ein.


Verwenden Sie Kokosnussöl, um 2 Muffinförmchen zu bedecken.


Allzweckmehl, Weizenvollkornmehl, Salz, Backpulver, Natron, Kurkuma und Kardamom mit dem Schneebesen vermischen.

In einer anderen Schüssel Zucker und Kokosöl etwa 1 bis 2 Minuten lang verrühren, damit sich der Zucker ein wenig auflöst. Dann den Ahornsirup, die Mandelmilch, die Eier und den Vanilleextrakt hinzufügen und den Apfelessig einrühren, bis alles gut vermischt ist.

Die trockenen Zutaten und die Eimischung unterheben, bis sie gut vermischt sind, aber noch kleine Klümpchen übrig bleiben.

Die Beeren, Walnüsse und Chiasamen vorsichtig unterheben.

Füllen Sie die Muffinförmchen mit dem Teig, bis sie etwa 2 bis 3 Mal gefüllt sind, und geben Sie etwas Haferflocken und den restlichen Rohzucker auf die Förmchen.

Lassen Sie den Muffinteig etwa 5 Minuten ruhen.

Die Muffins in den Ofen schieben und 13 bis 15 Minuten backen. Testen Sie, ob die Muffins fertig sind, indem Sie einen hölzernen Zahnstocher direkt in die Mitte eines Muffins stecken. Wenn er sauber ist, wenn Sie ihn herausnehmen, sind die Muffins fertig.

Die Muffins herausnehmen und auf einem Kuchengitter abkühlen lassen, nachdem sie 10 Minuten lang in der Form geblieben sind.

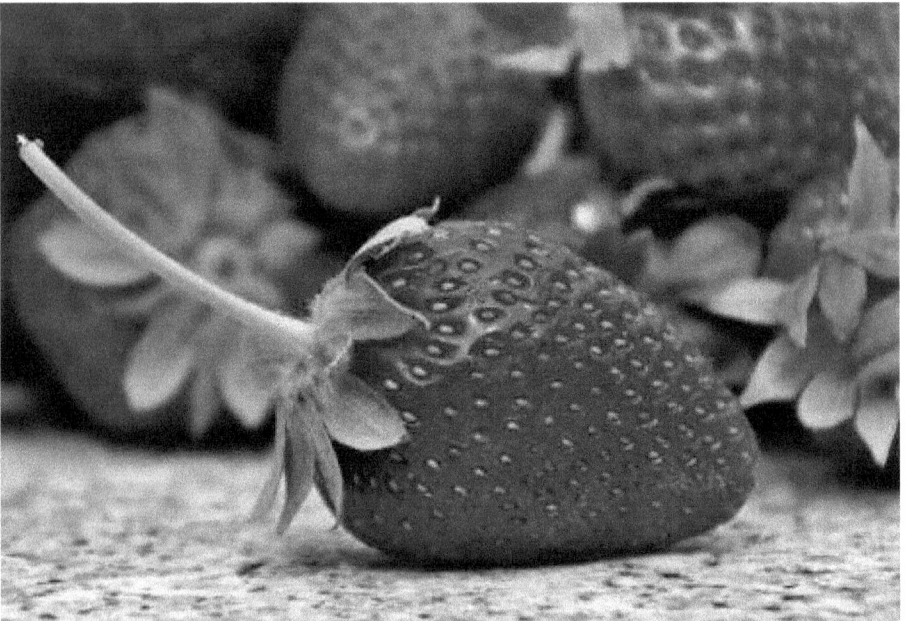

**Ergibt 18 Portionen.**

<u>Kürbis-Pfannkuchen</u>

Kürbispüree - 0,25 Tasse

Sehr reife Banane-1

Kokosnussmehl - 0,5 Tasse

Kokosnussöl - 3 Esslöffel geschmolzen

Gemahlener Zimt - 0,5 Teelöffel

Bio-Eier-4

Schwarzer Pfeffer - 0,125 Teelöffel

Reiner Vanilleextrakt - 1 Teelöffel

Gemahlene Kurkuma-.75 Teelöffel

Speiseöl Ihrer Wahl

Alles bis auf das Speiseöl in einen Mixer geben und gut durchmixen, dabei immer wieder den Rand abkratzen, um sicherzustellen, dass alles gut vermischt ist.

Lassen Sie den Teig einige Minuten ruhen, damit die Flüssigkeit vom Kokosmehl aufgesogen werden kann.

Schalten Sie die Herdplatte auf mittlere Hitze und lassen Sie eine Pfanne heiß werden, dann geben Sie Ihr Speiseöl hinein.

Sobald die Pfanne heiß ist, gießen Sie den Teig vorsichtig ein, so dass Pfannkuchen mit einem Durchmesser von etwa 3" entstehen.

Ein oder zwei Minuten backen, bis sie leicht gebräunt sind, dann umdrehen und auf der anderen Seite wiederholen.

Warm servieren und mit Ahornsirup, Honig oder frischem Obst garnieren.

**Ergibt 10-12 kleine Pfannkuchen.**

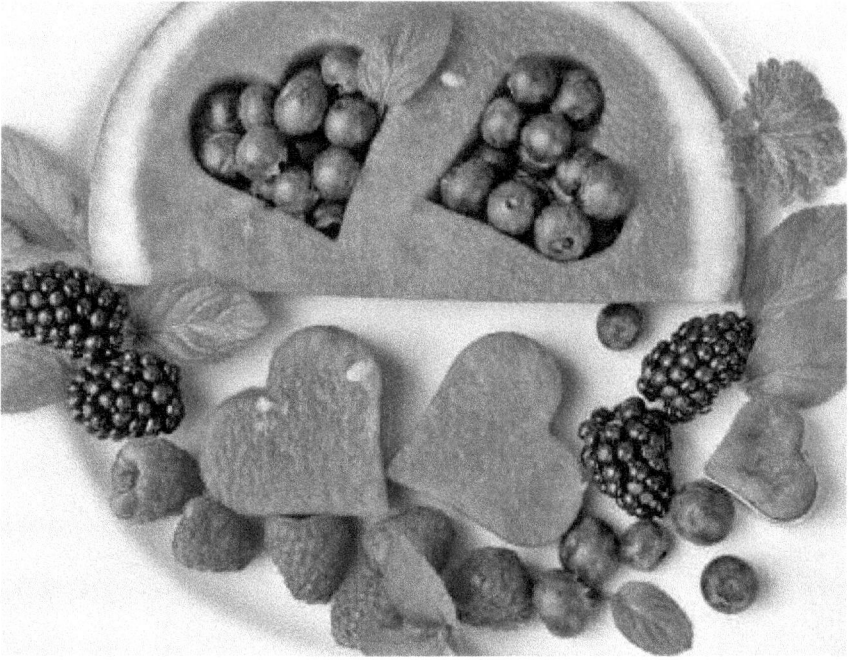

# Suppen und Eintöpfe

Gemüsesuppe

Wasser - 3 oder 4 Tassen

Blumenkohlröschen - 3 Tassen gehackt

Great Northern Beans - 15 Unzen, aus der Dose, abgetropft und gespült

Shirataki-Nudeln - 1 Packung à 7 Unzen, abgetropft

Grünkohl - 1 Bund, gehackt

Gemüsebrühe - 1 Packung à 32 Unzen

Gewürfelte Zwiebel-1

Karotte-1 Mittelgroß, fein geschnitten

Olivenöl - 1 Esslöffel

Staudensellerie-2 Stangen, fein geschnitten

Gemahlene Kurkuma - 1 Esslöffel

Gemahlener Ingwer - 0,5 Teelöffel

Gehackter Knoblauch-2 Teelöffel

Gemahlener Cayennepfeffer - 0,25 Teelöffel

Salz - 1 Teelöffel

Eine Prise schwarzer Pfeffer

Erhitzen Sie das Öl auf einem mittelstarken bis schwachen Brenner.

Die Zwiebel in den Topf geben und unter Rühren kochen lassen, bis sie braun ist.

Als Nächstes werden Sellerie und Karotten in den Topf gegeben, damit sie weich werden, wobei sie häufig umgerührt werden.

Kurkuma, Ingwer, Knoblauch und Cayennepfeffer einrühren, damit das Gemüse gleichmäßig bedeckt ist. Etwa 1 Minute kochen, bis sich die Aromen verbinden.

Wasser, Brühe, Salz und Pfeffer hinzugeben und umrühren, bis alles gut vermischt ist.

Lassen Sie den Topf zum Kochen kommen und schalten Sie dann den Brenner auf eine niedrige Stufe, so dass es nur noch köchelt.

Den gehackten Blumenkohl hinzufügen und den Topf abdecken. Etwa 10 bis 15 Minuten köcheln lassen, bis der Blumenkohl weich wird.

Sobald der Blumenkohl etwas weicher geworden ist, können die Bohnen, der Grünkohl und die Nudeln in den Topf gegeben werden.

Kochen, bis der Grünkohl leicht verwelkt ist, und heiß servieren.

**Ergibt 4 Portionen.**

Brokkoli-Creme-Suppe

Ghee oder mit Gras gefütterte Butter - 3 Esslöffel

Weiße Zwiebel - 0,5 gewürfelt

Knoblauchzehen-2, gehackt

Hühner- oder Knochenbrühe - 3 Tassen

Kokosnussmilch - 8 Unzen

Brokkoli-Röschen - 1 Pfund

Lauch-1 (nur das Weiße)

Pfeffer und Salz nach Bedarf

Erhitzen Sie das Ghee auf einem mittelstarken bis starken Brenner.

Die Zwiebel in dem Ghee etwa 1 bis 2 Minuten weich und glasig dünsten.

Dann den Knoblauch mit der Zwiebel unter häufigem Rühren 1 Minute lang kochen.

Den Lauch, die Brühe und den Brokkoli vorsichtig in den Topf geben und nach Bedarf mit Pfeffer und Salz würzen.

Lassen Sie den Topf etwa eine Minute lang kochen, bevor Sie die Hitze reduzieren und den Brokkoli etwa 20 Minuten lang köcheln lassen; der Brokkoli sollte weich sein.

Anschließend kann die Kokosmilch in den Topf gegeben werden. Die Milch vollständig erwärmen lassen und dann alle Zutaten aus dem Topf in eine Küchenmaschine geben. Pürieren, bis die Suppe keine Klumpen mehr hat und gut vermischt ist.

In Schalen umfüllen und sofort servieren.

Heiß servieren.

**Ergibt 4-6 Portionen.**


Shrimp Bisque

Rote Paprika-1 groß

Leichte Kokosnussmilch - 15 Unzen

Hühnerbrühe - 2 Tassen

Gehackter Knoblauch - 1 Teelöffel

BBQ-Sauce - 0,25 Tasse

Schalotten - 0,75 Tasse, gehackt

Olivenöl-3 Teelöffel

Wasser-3 Teelöffel

Tapioka- oder Kartoffelstärke - 2 Esslöffel

Gemahlener Senf - 0,25 Teelöffel

Cayennepfeffer - 0,5 Teelöffel

Flocken von rotem Pfeffer - 1 Teelöffel

Eine Prise gemahlener Ingwer

Frischer Koriander zum Garnieren


Schalten Sie den Ofen ein und backen Sie den Kuchen bei 475 Grad Fahrenheit.


Die rote Paprika 10 Minuten lang auf einem Blech rösten. Die Paprikaschote umdrehen und noch 5 bis 10 Minuten weiterbraten.


Die letzten 2 bis 3 Minuten die Paprika auf niedriger Stufe grillen.

Das Blech zum Abkühlen aus dem Ofen nehmen.

Nach dem Abkühlen kann die Haut der Paprikaschote abgezogen werden, dann den Stiel abschneiden und die Kerne entfernen.

In einem mittelgroßen Topf den gehackten Knoblauch und die Schalotten in dem Öl bei mittlerer Hitze anbraten.

Sobald sich die Aromen entfaltet haben, das Wasser und die geschälten Garnelen in den Topf geben.

Lassen Sie die Garnelen bei mittlerer Hitze kochen, bis sie rosa sind, etwa 6 bis 8 Minuten für mittelgroße Garnelen.

Schwarzen Pfeffer und Salz hinzugeben und umrühren.

Die Krabben aus dem Topf nehmen und beiseite stellen, sobald sie gar sind.

Kokosmilch, Brühe, Stärke und Gewürze in den Topf gießen und gut umrühren.

Die Zutaten mischen und etwa 5 Minuten köcheln lassen.

Die geröstete Paprika, die Flüssigkeit und die BBQ-Sauce in einem Mixer cremig pürieren.

Die Bisque zurück in den Topf geben, bis sie leicht kocht. Den Brenner auf "an" (köcheln) herunterschalten und 10 bis 20 Minuten kochen lassen, bevor die Garnelen wieder in die Suppe gegeben werden.

Die Krabben wieder in die Suppe geben.

Sofort servieren und mit frischem Koriander garnieren.

**Ergibt 4 Portionen.**

Mexikanische Hühnersuppe

Feuergeröstete Pflaumentomaten - 1 Dose à 14 Unzen

Hühnerbrust ohne Knochen, ohne Haut - 1 Pfund

Rote Paprika - 1 gehackt

Halb und halb - 1 Tasse

Hühnerbrühe - 1,5 Tassen

Frischkäse - 0,5 Tassen Raumtemperatur

Cheddar-Käse - 1 Tasse geschreddert

Olivenöl - 2 Teelöffel

Knoblauch - 1 Esslöffel gehackt

Zwiebel - 1 Medium, gewürfelt

Paprika - 1 Teelöffel

Kreuzkümmel in Pulverform - 1,5 Teelöffel

Chipotle-Chili-Pulver - 0,5 Esslöffel

Getrockneter Oregano - 1 Teelöffel

Salz nach Geschmack

Frischer Koriander zum Garnieren

Erhitzen Sie das Öl auf einem mittelstark beheizten Brenner.

Sobald das Öl erhitzt ist, die Zwiebel und den Knoblauch anbraten, dabei häufig umrühren, damit sie nicht anbrennen. Vom Herd nehmen, sobald sie weich sind.

Hähnchenbrust, feuergeröstete Tomaten, Zwiebeln, Knoblauch, alle Gewürze und Hühnerbrühe in einen vorgeheizten Topf geben. Mit Salz abschmecken.

Im langsamen Kocher auf höchster Stufe 3 Stunden lang erhitzen.

Die gehackte Paprika, den Frischkäse, die Hälfte und die Hälfte und den geriebenen Käse untermischen. Zugedeckt weitere 20 Minuten bis eine halbe Stunde erhitzen, bis der Käse geschmolzen ist.

Danach das Hühnerfleisch mit 2 Gabeln zerkleinern und die Suppe erneut umrühren, bis alles gut vermischt ist.

Beim Servieren die Suppe mit frischem Koriander oder Avocado und saurer Sahne garnieren.

**Ergibt 5 Portionen.**

Miso-Suppe

Wasser-4 Tassen

Fischbrühe - 1 Tasse

Shiitake-Pilze-6 Getrocknet

Kartoffeln - 2 große, gewürfelt

Kombu-1 Stück

Gelbe Zwiebel-1 Fein gehackt

Fester Tofu - 1 Block, gewürfelt

Karotte-1 In dünne Scheiben geschnitten

Braune Miso-Paste - 2 Esslöffel

Getrockneter Wakame - 2 Esslöffel

Weiße Miso-Paste - 1 Esslöffel

Gehackte grüne Zwiebel zum Garnieren

Die getrockneten Shiitake-Pilze etwa 10 Minuten in warmem Wasser einweichen lassen. Die Pilze abtropfen lassen und die Flüssigkeit für später beiseite stellen. Die Pilze in Scheiben schneiden.

Das Wasser und die Kartoffeln in einen großen Topf geben. Das Wasser bei mittlerer bis starker Hitze zum Kochen bringen.

Den Herd auf niedrige Stufe schalten und weiter kochen. Sobald sich die Kartoffeln mit einer Gabel leicht einstechen lassen, gelbe Zwiebel, Fischbrühe, Kombu, Tofu, in Scheiben geschnittene Shiitake-Pilze, Karotten und Wakame hinzufügen und im Topf kochen, bis alles Gemüse gar ist.

Beide Miso-Pasten in die Suppe geben und pürieren, bis sie sich vollständig aufgelöst haben.

Die Suppe mit den Frühlingszwiebeln garniert servieren.

**Ergibt 2 Portionen.**

Rote Linsen und Kürbiseintopf

Brühe - 4 Tassen

Rote Linsen - 1 Tasse

Grünzeug nach Wahl - 1 Tasse

Butternusskürbis - 3 Tassen gekocht

Natives Olivenöl extra - 1 Teelöffel

Knoblauchzehen-3 , gehackt

Curry-Pulver - 1 Esslöffel

Süße Zwiebel - 1 gehackt

Frisch geriebener Ingwer nach Geschmack

Schwarzer Pfeffer und Salz nach Bedarf

Das Olivenöl, die gehackte Zwiebel und den Knoblauch in einem großen Topf etwa 5 Minuten auf niedriger bis mittlerer Stufe anbraten.

Das Currypulver untermischen und 2 bis 3 Minuten lang anbraten und verbinden.

Vorsichtig die Brühe angießen, dann den roten Linsen-Eintopf zum Kochen bringen.

Sobald der Eintopf zu kochen beginnt, die Hitze auf dem Brenner herunterdrehen und noch etwa 10 Minuten weiterkochen.

Den gekochten Kürbis und das Gemüse in den Eintopf rühren und etwa 5 bis 8 Minuten auf mittlerer Stufe köcheln lassen, dann mit Ingwer, Pfeffer und Salz abschmecken.

**Ergibt 4 Portionen.**

Truthahn-Chili

Mageres Putenhackfleisch - 1 Pfund
Rote Paprika - 1 gehackt
Tomatensauce - 30 Unzen, in Dosen
Schwarze Bohnen - 30 Unzen aus der Dose, abgetropft und abgespült
Gelbe Paprika - 1 gehackt
Kleine gewürfelte Tomaten - 30 Unzen, aus der Dose
Gefrorener Mais - 1 Tasse
Rote Kidneybohnen-30 Unzen, in Dosen, abgetropft und gespült
In Scheiben geschnittene Jalapeno-Paprikaschoten - 1 Glas à 16 Unzen

Zwiebel - 1 Medium, gewürfelt

Olivenöl-3 Teelöffel

Kreuzkümmel-3 Teelöffel

Chilipulver - 2 Esslöffel

Pfeffer und Salz

Optionaler Belag: Avocado, geriebener Käse, saure Sahne, grüne Zwiebeln

Erhitzen Sie das Olivenöl auf einer mittelstarken Flamme.

Braten Sie den Truthahn in der Pfanne, bis er braun ist, und geben Sie ihn dann in den Topf Ihres Slow Cookers.

Tomatensauce, Bohnen, Zwiebeln, Jalapenos, Paprika, Tomatenwürfel, Kreuzkümmel, Chilipulver und Mais in den langsamen Kocher geben, pfeffern und salzen.

Rühren Sie die Zutaten zusammen und legen Sie den Deckel auf den Herd. 6 Stunden auf niedriger Stufe oder 4 Stunden auf hoher Stufe kochen lassen.

**Ergibt 8 Portionen.**

Eintopf mit Rindfleisch und Süßkartoffeln

Rinderhackbraten - 3 Pfund

Rinderbrühe - 1,5 Tasse

Gewürfelte Tomaten - 1 Dose à 14 Unzen

Tomatenmark - 0,25 Tasse

Mandelmehl - 0,33 Tasse

Zwiebel - 1 große, gehackt

Knoblauch-6 Zehen, zerdrückt

Süßkartoffel - 3 Tassen, geschält und in 2-Zoll-Würfel geschnitten

Babykartoffeln - 0,66 Pfund, halbiert

Möhren - 2 große, in Scheiben geschnitten

Rote Paprika-1 entkernt und gehackt

Rinderbrühwürfel-2 Zerkleinert

Olivenöl-.25 Tasse

Salz - 1 Teelöffel

Schwarzer Pfeffer - 0,5 Teelöffel

Lorbeerblätter-2

Paprika - 1 Teelöffel

Petersilie - 4 Esslöffel, frisch gehackt zum Garnieren

Das Rindfleisch von allen Seiten mit Pfeffer und Salz bestreuen.

In einer Bratpfanne 1 Esslöffel Öl bei mittlerer bis hoher Hitze erhitzen.

Das Rindfleisch 2 bis 3 Minuten pro Seite anbraten, bis es gebräunt ist. In Chargen braten, um die Pfanne nicht zu überfüllen, und bei Bedarf zusätzliches Öl hinzufügen.

Sobald das Fleisch angebraten ist, geben Sie es in den Topf des langsamen Kochers.

Mit dem restlichen Öl in der Pfanne die Zwiebel anbraten, bis sie gerade weich wird. Den Knoblauch zu den Zwiebeln geben und etwa 60 Sekunden lang weiterbraten.

Knoblauch und Zwiebeln zusammen mit dem Rindfleisch in den Topf geben.

Das Mehl einrühren und das Fleisch, den Knoblauch und die Zwiebel durch Rühren bedecken. Alle übrigen Zutaten, außer den Lorbeerblättern und der Petersilie, dazugeben. Die Zutaten umrühren, bis sie gut vermischt sind, dann die Lorbeerblätter hinzugeben.

Legen Sie den Deckel auf den Topf und erhitzen Sie ihn für 4 bis 6 Stunden auf hoher Stufe oder für 8 bis 10 Stunden auf niedriger Stufe.

Nach Bedarf salzen oder pfeffern und mit der Petersilie garnieren.

**Ergibt 8 Portionen.**

Suppe mit Tomaten, Grünkohl und Quinoa

Gemüsebrühe - 4 Tassen

Quinoa - 1 Tasse ungekocht und abgespült

Wasser-2 Tassen

Great Northern Bohnen - 1 Dose à 15 Unzen, abgespült und abgetropft

Kleine gewürfelte Tomaten - 2 Dosen à 14,5 Unzen

Knoblauch-3 Nelken, gehackt

Getrocknetes Basilikum - .5

Zwiebel-1 gewürfelt

Getrockneter Rosmarin - 0,25 Teelöffel

Getrockneter Oregano - 0,5 Teelöffel

Lorbeerblätter-2

Grünkohl - 1 Bund gehackt, Stiele entfernt

Getrockneter Thymian - 0,25 Teelöffel

Gemahlener schwarzer Pfeffer und Salz

Quinoa, Tomaten, Bohnen, Knoblauch, Zwiebel, Rosmarin, Basilikum, Oregano, Lorbeerblätter und Thymian in einen langsamen Kocher geben.

Gießen Sie die Brühe und das Wasser und rühren Sie, bis alles gut vermischt ist. Bei Bedarf mit Salz und Pfeffer bestreuen.

Legen Sie den Deckel auf den Topf Ihres langsamen Kochers und lassen Sie ihn 7 bis 8 Stunden auf niedriger Stufe oder 3 bis 4 Stunden auf hoher Stufe erhitzen.

Den Grünkohl dazugeben und umrühren, bis er verwelkt ist, dann servieren.

**Ergibt 8 Portionen.**


Grünkohl-Puten-Frikadellen-Suppe


Great Northern Bohnen - 1 Dose à 15 Unzen, abgetropft und
abgespült

Gemüsebrühe - 8 Tassen

Mandelmilch - 0,25 Tasse

Parmesan - 0,5 Tasse, gerieben

Brot-2 Scheiben

Möhren-2 Geschält und in Scheiben geschnitten

Gelbe Zwiebel - 0,5 gehackt

Mageres Putenhackfleisch - 1 Pfund

Grünkohl - 4 Tassen

Bio-Ei-1 Geschlagen

Knoblauchzehen-2, gewürfelt

Schalotte - 1 Medium, fein gehackt

Geriebene Muskatnuss - 0,5 Teelöffel

Flocken von rotem Pfeffer - 0,25 Teelöffel

Oregano - 1 Teelöffel

Olivenöl - 1 Esslöffel

Italienische Petersilie - 2 Esslöffel, gehackt

Das Brot in Stücke reißen und in einer mittelgroßen Schüssel mit Milch einweichen lassen.

Dann den Knoblauch, das Putenfleisch, die Muskatnuss, die Schalotte, den Pfeffer, die roten Paprikaflocken, den Oregano, den Käse, die Petersilie, das Ei und das Salz hinzugeben und mit den Händen vorsichtig vermischen, um alle Zutaten miteinander zu verbinden.

Die Fleischmischung zu ½" großen Kugeln formen.

Das Öl in einer großen Pfanne bei mittlerer Hitze erhitzen und die Fleischbällchen auf jeder Seite etwa 1 bis 2 Minuten anbraten.

Die Fleischbällchen aus der Pfanne nehmen und beiseite stellen.

Brühe, Karotten, Bohnen, Grünkohl und Zwiebeln in den Kochtopf geben.

Die Fleischbällchen auf dem Grünkohl in den langsamen Kocher geben, abdecken und auf niedriger Stufe 4 Stunden kochen, bis die Fleischbällchen oben schwimmen.

Die Suppe mit geriebenem Parmesan und Petersilie garniert servieren.

**Ergibt 8 Portionen.**

Brokkoli-Suppe

Brokkoli - 8 Tassen, Röschen

Brühe - 6 Tassen

Lauch - 4 Tassen, gehackt

Butter - 2 Esslöffel

Ingwer - 2 Esslöffel

Gemahlene Kurkuma - 1 Teelöffel

Salz - 1 Teelöffel

Sesamöl - 1 Esslöffel

Eine Prise gemahlener schwarzer Pfeffer

Die Butter in einer großen Bratpfanne bei mittlerer Hitze schmelzen.

Den Lauch hinzufügen und unter gelegentlichem Rühren etwa 8 Minuten kochen, bis der Lauch gar ist.

Den Lauch in den langsamen Kocher geben und Brühe, Ingwer, Brokkoli, Kurkuma, Sesamöl und Salz hinzufügen.

Den Topf abdecken und auf niedriger Stufe 3 bis 4 Stunden kochen, bis der Brokkoli weich ist.

Die Suppe in einem Mixer pürieren, bis sie glatt und cremig ist.

**Ergibt 6-8 Portionen.**

Hühner-Zoodle-Suppe

Hühnerfleisch - 4 Tassen, gekocht und gewürfelt

Natriumarme Hühnerbrühe - 6 Tassen

Zwiebeln - 2 mittelgroße, gewürfelt

Knoblauch - 6 Nelken, gehackt

Möhren - 3 große, geschält und gewürfelt

Zucchini oder abgepackte Zoodles - 2 Medium

Sellerie - 3 große Stängel und Blätter, gewürfelt

Avocadoöl - 2 Esslöffel

Gemahlene Kurkuma - 1 Esslöffel

Lorbeerblätter - 3

Getrockneter Rosmarin - 1 Teelöffel

Getrockneter Salbei - 1 Teelöffel

Getrockneter Thymian - 1 Teelöffel

Meersalz - 1 Teelöffel plus mehr nach Geschmack

In einem großen Topf das Avocadoöl bei mittlerer bis hoher Hitze erhitzen.

Kurkuma hinzugeben und etwa 90 Sekunden lang unter Rühren im Öl braten, damit sich das Aroma entfalten kann.

Zwiebeln und Knoblauch hinzugeben und unter gelegentlichem Rühren kochen, bis sie gerade glasig sind.

Dann den Sellerie und die Karotten hinzugeben und kochen, bis das Gemüse gerade anfängt, weich zu werden.

Vorsichtig die Brühe, das Huhn, den Salbei, die Lorbeerblätter, den Rosmarin, den Thymian und das Meersalz hinzufügen.

Die Suppe zum Kochen bringen, dann die Hitze reduzieren und 25 bis 30 Minuten zugedeckt köcheln lassen.

Sobald das Gemüse zart ist und das Hähnchenfleisch zerfällt, überprüfen Sie die Würzung und geben Sie bei Bedarf zusätzliches Salz hinzu.

Verwenden Sie einen Spiralisierer mit Nudelaufsatz, um die Zucchini zu spiralisieren. Schneiden Sie die Zucchininudeln mit einem Messer in 2" bis 3" große Stücke. (Wenn Sie keinen Spiralisierer haben, können Sie abgepackte Zoodles kaufen)

Den Topf mit der Suppe von der Herdplatte nehmen und die Lorbeerblätter herausnehmen.

Die Zoodles hinzugeben und gut umrühren. Die Restwärme der Suppe reicht aus, um die Zoodles weich zu kochen. Genießen!

**Ergibt 6-8 Portionen.**

Blumenkohl-Kurkuma-Suppe

Blumenkohl - 1 mittlerer Kopf, in Stücke geschnitten
Ungesüßte Mandelmilch/Cashewmilch-Mischung - 2,5 Tassen
Gemüsebrühe - 2 Tassen
Rote Linsen - 0,5 Tasse
Schalotte-1 Medium, geviertelt
Knoblauch - 3 oder 4 Gewürznelken
Kurkuma - 1 Teelöffel
Olivenöl-6 Teelöffel
Meersalz - 0,5 Teelöffel

Kreuzkümmel in Pulverform - 1 Teelöffel

Mit gestoßenem Pfeffer, Limette, frischen Kräutern usw. garnieren.

Schalten Sie den Backofen ein und backen Sie bei 425 Grad Fahrenheit.

Beträufeln Sie den Blumenkohl, die Schalotten und den Knoblauch in einer großen Schüssel mit Olivenöl.

Das Gemüse auf einem großen Backblech 15 Minuten lang rösten. Das Gemüse umdrehen und weitere 15 Minuten rösten.

Sobald das Gemüse geröstet ist, geben Sie es in einen großen Kochtopf.

Vorsichtig 2 Tassen Milch, die Brühe und die Linsen hinzugeben. Gut mischen, bis alles gut vermischt ist.

Die Suppe aufkochen lassen und einen Deckel auflegen. 20 Minuten bei reduzierter Hitze köcheln lassen.

Die Suppe in einen Pürierstab geben und mixen. Sobald die Suppe gut vermischt ist und keine Klümpchen mehr aufweist, die restliche Milch einrühren und mit der gewünschten Garnitur garnieren.

**Ergibt 4 Portionen.**

Zitronen-Hühnercremesuppe

Knochenbrühe - 6 Tassen

Hähnchen - 4 Tassen, gekocht und zerkleinert

Olivenöl - 0,5 Tasse

Zwiebel - 1 Tasse, gewürfelt

Grünkohl-1-Bündel

Zitronensaft - 2 Esslöffel, frisch

Zitronen-3

Salz

Den Grünkohl waschen, die Blätter in 2 Haufen stapeln und in ½-Zoll-Streifen schneiden, dann beiseite stellen.

2 Tassen Brühe, Olivenöl und Zwiebelwürfel in einen Mixer geben. 1-2 Minuten lang pürieren, bis die Masse glatt ist.

Gießen Sie den Inhalt des Mixers in den Kochtopf und fügen Sie die restlichen 4 Tassen Brühe hinzu. Das zerkleinerte Hühnerfleisch, den gehackten Grünkohl und die Schale aller 3 Zitronen zusammen mit dem frischen Zitronensaft hinzufügen. Mit Salz abschmecken.

Die Suppe 6 Stunden lang auf niedriger Stufe kochen lassen.

**Ergibt 6 Portionen.**


Bunte Gemüsesuppe


Wasser-4 Tassen

Butternusskürbis - 2 Tassen gewürfelt

Rote Paprika-2 Tassen gewürfelt

Staudensellerie - 2 Tassen gewürfelt

Möhren - 1 Tasse gewürfelt

Zucchini - 1 Tasse gewürfelt

Rote Zwiebel - 1 Tasse gewürfelt

Frühlingszwiebeln - 1 Tasse gehackt plus zusätzliche zum Garnieren

Sellerieblätter - 1 Tasse

Knoblauch - 3 große Gewürznelken

Zitronensaft - 2 Esslöffel

Salz nach Geschmack

Wasser, rote Paprika, Butternusskürbis, Zucchini, rote Zwiebel, Frühlingszwiebel, Sellerieblätter, -stängel und Knoblauchzehen in einen großen Topf geben.

Das Wasser zum Kochen bringen und dann auf mittlere Hitze reduzieren. Die Zutaten etwa 40 Minuten köcheln lassen, bis das Gemüse weich ist.

Anschließend den Zitronensaft hinzugeben und gut vermischen. Mit Salz abschmecken.

**Ergibt 4 Portionen.**


# Salate und Beilagen


Rote-Bete-Salat

Süßer Grünkohlsalat-Mix (mit Nuss- und Samenpaket) - 24-Unzen-Beutel
Rote Bete - 16 Unzen, gekocht, geschält und gewürfelt
Heidelbeeren - 1,5 Tassen, frisch

Kurkuma-Dressing:

Natives Olivenöl extra - 0,33 Tasse

Zitronensaft - 1 Esslöffel

Apfelessig - 2 Esslöffel

Kurkuma - 1 Teelöffel

Geriebener Ingwer - 1 Teelöffel, frisch

Knoblauch-1 Gewürznelke, gerieben

Meersalz - 0,5 Teelöffel

Gemahlener schwarzer Pfeffer - 0,25 Teelöffel

Alle Zutaten für das Dressing miteinander vermischen. Sie können sie schütteln oder pürieren, wenn Sie ein glatteres Dressing wünschen.

Den Grünkohlsalat auf Schüsseln verteilen und mit den Blaubeeren, der Roten Bete und der Nuss-Samen-Mischung belegen.

Mit dem Kurkuma-Dressing beträufeln.

**Ergibt 4-6 Portionen.**

Thunfischsalat

85

Cannellini-Bohnen - 1 Dose à 15 Unzen, gespült und abgetropft

In Öl verpackter Thunfisch - 1 Dose (Verwenden Sie 2 Dosen, wenn Sie den Salat mit Thunfisch zubereiten möchten)

Zwiebel - 0,5 Tasse, gewürfelt

Petersilie - 0,25 Tasse, fein gehackt

Frische Kräuter wie Basilikum - 1 oder 2 Esslöffel

Natives Olivenöl extra nach Geschmack

Salz nach Geschmack

Frisch gemahlener schwarzer Pfeffer zum Abschmecken

Rotweinessig nach Geschmack

Die Bohnen aus der Dose abspülen und abtropfen lassen. In eine mittelgroße Rührschüssel geben.

Den Thunfisch zu den Bohnen geben. (Nicht abtropfen lassen)

Die Zwiebel zu dem Thunfisch und den Bohnen geben und vermengen.

Die gehackte Petersilie und das Basilikum hinzufügen und gut vermischen.

Mit Salz und Pfeffer würzen und mit Olivenöl und Rotweinessig beträufeln. Genießen!

**Ergibt 2 Portionen.**


<u>Quinoa-Salat</u>


**Gebrannte Mandeln:**

Rohe Mandeln - 0,33 Tasse

Ahornsirup - 1 Teelöffel

Tamari natriumarm - 1 Teelöffel

Kokosnussöl - 1 Teelöffel

Meersalz - 0,25 Teelöffel oder nach Geschmack


**Salat:**

Quinoa-2 Tassen gekocht

Kichererbsen - 2 Tassen gekocht, abgespült und abgetropft

Gurke - 2 Tassen, gewürfelt

Edamame - 1 Tasse, geschält

Purpurkohl - 1 Tasse, zerkleinert

Gemischte Paprikaschoten - 1 Tasse

Sellerie - 1,5 Tassen, fein gewürfelt

Rote Zwiebel - 0,25 Tasse, gewürfelt

Petersilie - 0,25 Tasse, frisch gehackt

Kürbiskerne - 2 Esslöffel

Sonnenblumenkerne - Esslöffel

Sesamsamen - 2 Teelöffel

**Dressing:**
Limettensaft - 2 Esslöffel frisch
Tahini-2 Esslöffel
Apfelessig - 3 Esslöffel
Ahornsirup - 0,5 Teelöffel
Salz und gemahlener schwarzer Pfeffer nach Geschmack

Heizen Sie den Ofen auf 375 Grad Fahrenheit vor.

Die Mandeln in einer großen Schüssel mit Ahornsirup und Tamari mischen. Mit Meersalz bestreuen und das Kokosöl über die Mandeln träufeln, dann erneut schwenken.

Ein Backblech mit Folie auslegen und die Mandeln gleichmäßig in einer Schicht auslegen.

Die Mandeln etwa 15 bis 20 Minuten rösten, dabei gelegentlich umrühren und umdrehen.

Während die Mandeln rösten, alle Zutaten für das Dressing in ein Glas geben, fest verschließen und schütteln, bis sie gut vermischt sind.

Sobald die Mandeln fertig geröstet sind, auf einen Teller oder eine Schüssel geben und abkühlen lassen.

In einer großen Schüssel alle übrigen Salatzutaten miteinander verrühren. Etwas Dressing darüber gießen, die abgekühlten Mandeln hinzufügen und gut durchschwenken.

**Ergibt 11 kleine Portionen.**

Kichererbsen-Salat

**Zitrus-Vinaigrette:**
Frisch gepresster Orangensaft - 2 Esslöffel
Orangenschale - 0,5 Teelöffel
Frisch gepresster Zitronensaft - 1 Esslöffel
Zitronenschale - 0,5 Teelöffel
Frischer Oregano - 1 Esslöffel, fein gehackt
Olivenöl - 2 Esslöffel
Minzblätter - 2,5 Esslöffel frisch, in feine Streifen geschnitten
Salz nach Geschmack
Gemahlener schwarzer Pfeffer nach Geschmack

**Salat:**
Kichererbsen - 2 Tassen, gekocht und abgetropft
Rote Paprika - 1 kleine, gewürfelt

Rote Zwiebel - 0,5 Tasse, gewürfelt

Gurke - 1 Medium, gewürfelt

Tomaten - 2 mittelgroße, gewürfelt

Grüne Oliven (in Wasser verpackt)- 0,25 Tasse, abgetropft

Granatäpfel - 0,5 Tasse

Für das Dressing Orangensaft und -schale, Zitronensaft und -schale, Olivenöl und frischen Oregano in eine große Schüssel geben. Die Zutaten verquirlen, mit Salz und Pfeffer abschmecken und beiseite stellen.

Nehmen Sie Ihre Salatschüssel und mischen Sie die Kichererbsen, das Dressing und die Zwiebeln zusammen. Mischen Sie alles und lassen Sie die Zwiebeln und Kichererbsen ein paar Minuten im Dressing ziehen.

Das gesamte Gemüse zusammen mit den Kichererbsen in die Salatschüssel geben und gut durchmischen. Die Oliven und die frische Minze hinzugeben.

Kalt oder bei Zimmertemperatur servieren.

**Ergibt 2 volle Portionen oder 4 Beilagen.**

# Warmer Kichererbsensalat

Kichererbsen - 1 Dose à 15 Unzen, abgespült und abgetropft
Rote kernlose Trauben - 1 Tasse, halbiert
Babyspinat - 1 Tasse
Natives Olivenöl extra - 2 Esslöffel
Schalotten - 2 Esslöffel, gehackt
Geriebener frischer Ingwer - 2 Esslöffel
Zitronensaft - 1 Esslöffel
Grobes Meersalz - 0,25 Teelöffel

In einer großen Pfanne das Olivenöl bei mittlerer Hitze erhitzen und den Ingwer und die Schalotten hinzufügen.

Die Schalotten leicht andünsten, bis sie duften, aber noch nicht braun sind.

Vorsichtig die Kichererbsen in die Pfanne geben und umrühren. Die Kichererbsen mit den Schalotten etwa 5 Minuten lang kochen, bis die Kichererbsen gar sind.

Den Zitronensaft und das Salz über die Kichererbsenmischung geben und vom Herd nehmen.

Die warmen Kichererbsen mit dem Spinat und den Weintrauben in einer mittelgroßen Schüssel vermischen und warm servieren.

**Ergibt 2 Portionen.**

Brokkoli-Salat

**Salat:**

Frische Brokkoliröschen - 5 oder 6 Tassen, fein gehackt

Blaubeeren - 1,25 Tassen

Getrocknete Kirschen - 0,5 Tasse

Möhren - 1 Tasse, geraspelt

Rote Zwiebel - 0,33 Tasse, fein gewürfelt

Petersilie - 0,25 Tasse, fein gehackt

Koriander - 0,5 Tasse, fein gehackt

Geschnittene Mandeln - 0,5 Tasse, geröstet

Geröstete Sonnenblumenkerne - .25 Tasse

**Dressing:**

Tahini-3 Esslöffel

Warmes Wasser zum Verdünnen - 2 bis 3 Esslöffel

Frischer Zitronensaft - 0,5

Ahornsirup - 0,5 Esslöffel

Knoblauch-1 Gewürznelke, gehackt

Salz - 0,25 Teelöffel plus zusätzlich nach Geschmack

Gemahlener schwarzer Pfeffer nach Geschmack

Brokkoli, Karotten, Heidelbeeren, rote Zwiebeln, Kirschen, Koriander, Petersilie, Sonnenblumenkerne und geröstete Mandeln in eine große Schüssel geben und beiseite stellen.

In einer kleinen Schüssel Tahini, Wasser, Zitronensaft, Ahornsirup, Knoblauch, Salz und Pfeffer verquirlen, um das Dressing herzustellen.

Das Dressing über den Salat träufeln und durchschwenken, bis alles gut vermischt ist.

Mit weiteren gerösteten Mandeln und Koriander garnieren.

Der Salat hält sich in einem luftdichten Behälter im Kühlschrank bis zu 5 Tage.

**Ergibt 4 Portionen.**

Mit Honig glasierte Möhren

Geschälte Möhren - 8 mittelgroße, in breite Streichholzstäbchen geschnitten

Honig - .33 Tasse

Frische Petersilie - 0,33 Tasse

Butter - 3 Esslöffel

Kurkuma-2 Teelöffel

Salz - 1 Teelöffel

Gemahlener schwarzer Pfeffer - 1 Teelöffel

Geschälter und geriebener Ingwer - 1 Zoll

Ausgepresste und geschälte Zitrone - 0,5

In einer Pfanne die Butter bei niedriger bis mittlerer Hitze schmelzen.

Die Karotten hinzugeben und umrühren, um sie mit der Butter zu überziehen, und das Salz hinzufügen.

Die Karotten etwa 2 Minuten lang anbraten, dann den Honig, Kurkuma, Ingwer und schwarzen Pfeffer hinzufügen.

Die Hitze auf mittlere bis hohe Stufe erhöhen und die Karotten weitere 3 Minuten kochen.

Die Karotten vom Herd nehmen und mit dem Zitronensaft, der Zitronenschale und der Petersilie bestreuen.

**Ergibt 4 Portionen.**


Gebratener Kurkuma-Blumenkohl


Blumenkohl-1 Kopf

Kurkuma - 1 Esslöffel

Olivenöl - 1 Esslöffel

Eine Prise Kreuzkümmel

Salz und gemahlener schwarzer Pfeffer nach Geschmack


Heizen Sie den Ofen auf 400 Grad Fahrenheit vor.


Den Blumenkohlkopf in Röschen zerteilen und in einer
Backform verteilen.


Olivenöl, Kreuzkümmel, Kurkuma und Salz hinzugeben und gut
vermischen.


Die Backform mit Folie abdecken und 35 bis 40 Minuten braten.
Die Folie entfernen und weitere 15 Minuten garen.


**Ergibt 3-4 Portionen.**

## Goldener Blumenkohl-Reis

Blumenkohl - 4 Tassen, gewürfelt

Olivenöl - 1 Esslöffel

Kurkuma - 0,5 Teelöffel

Zwiebelpulver - 0,5 Teelöffel

Knoblauchpulver - 0,5 Teelöffel

Gemahlener Ingwer - 0,25 Teelöffel

Salz - 0,5 Teelöffel

Für den Blumenkohlreis zunächst den Blumenkohl waschen und trocken tupfen. Die äußeren Blätter entfernen und den Kopf in 1" bis 2" große, gestielte Röschen zerteilen.

Die Röschen schubweise in die Küchenmaschine geben und 10 bis 15 Mal pulsieren, bis sie reisförmig sind. Entfernen Sie alle größeren Stücke, die zurückbleiben. Sie können den Blumenkohl auch von Hand mit einer Reibe mit großen Löchern reiben.

Das Öl in einer großen Pfanne bei mittlerer Hitze erwärmen.

Geben Sie den gewürfelten Blumenkohl und die Gewürze in die Pfanne und braten Sie den Blumenkohl etwa 5 Minuten lang an, bis er weich wird.

Den gekochten, gewürfelten Blumenkohl in einer gut verschlossenen Schüssel im Kühlschrank für maximal 4 Tage aufbewahren.

**Ergibt 4 Portionen.**

Knoblauch-Zitronen-Kohl

Weißkohl-10 Tassen, zerkleinert

0,5 Zitronen, in Spalten geschnitten

Knoblauch-3 Teelöffel, gehackt

Natives Olivenöl extra - 2 Teelöffel

Eine Prise zerstoßene rote Pfefferflocken

Feines Meersalz - 0,5 Teelöffel

Erhitzen Sie das Öl in einer großen Pfanne auf mittlerer bis hoher Flamme.

Kohl, rote Paprikaflocken, Knoblauch und Salz in eine Pfanne geben und unter gelegentlichem Rühren 10 bis 15 Minuten kochen, bis der Kohl weich ist.

Den Zitronensaft über das Kraut auspressen und genießen.

**Ergibt 4 Portionen.**


Zitronen-Knoblauch-Brokkoli

Brokkoli-Röschen - 3 Pfund
Frischer Zitronensaft - 0,25 Tasse
Salz - 1 Teelöffel
Olivenöl - 0,5 Tasse
Knoblauchpulver - 1 Teelöffel

Den Brokkoli dämpfen, bis er weich ist, dann abtropfen lassen.

Öl, Knoblauch, Salz und Zitronensaft in einen Mixer geben und mixen, bis die Masse cremig und glatt ist.

Die Zitronensauce über den Brokkoli gießen und mischen, bis er bedeckt ist.

**Ergibt 12 Portionen.**


Knoblauch-Spinat

Frischer Spinat - 5 Unzen

Knoblauch - 2 Nelken, gehackt

Balsamico-Essig - 2 Spritzer

Olivenöl - 6 Teelöffel

Eine Prise schwarzer Pfeffer

Eine Prise Salz

Den Knoblauch in dem Öl auf sehr kleiner Flamme erwärmen. Umrühren, bis er zu duften beginnt; unbedingt umrühren, damit der Knoblauch nicht anbrennt.

Frischen Spinat in die Pfanne geben und in der Knoblauchmischung schwenken, um ihn zu bedecken.

Den frischen Spinat kochen, bis er anfängt zu welken. Nach Bedarf pfeffern und salzen und in einer Schüssel mit ein paar Spritzern Balsamico genießen.

**Ergibt 2 Portionen.**

Kurkuma-Reis

Brauner Reis - 1 Tasse, abgespült

Hühnerbrühe - 1,75 Tassen

Zwiebel - 1, gewürfelt

Koriander - 8 Unzen, gehackt

Gemahlener Kurkuma - 1 Teelöffel

Knoblauch - 3 Teelöffel, gehackt

Paprika - 0,5 Teelöffel

Kreuzkümmel in Pulverform - 1 Teelöffel

Gemahlener schwarzer Pfeffer - 0,5 Teelöffel

Meersalz - 0,5 Teelöffel

In einem kleinen Topf das Öl auf mittlerer Stufe erhitzen. Die Zwiebel unter häufigem Rühren etwa 8 Minuten lang dünsten.

Den Knoblauch mit der Zwiebel vermengen und weitere60 Sekunden kochen.

Dann Brühe, Reis, Kreuzkümmel, Kurkuma, Pfeffer, Salz und Paprika in die Pfanne geben und verrühren. Die Herdplatte auf mittlere bis hohe Hitze stellen, um das Wasser zum Kochen zu bringen.

Sobald der Reis kocht, die Hitze reduzieren und zugedeckt im Topf köcheln lassen. Den Reis weitere 40 Minuten kochen lassen. Dann den Reis vom Herd nehmen, aber den Deckel aufbehalten, damit er noch etwa 10 Minuten dämpfen kann.

Den braunen Reis mit einer Gabel vorsichtig umrühren und mit dem Koriander vermischen.

**Ergibt 6 Portionen.**


Süßkartoffel-Pommes frites

Süßkartoffel - 1
Kurkumapulver - 1 Teelöffel
Kokosnussöl - 6 Teelöffel, geschmolzen
Gemahlener Zimt - 0,5 Teelöffel
Meersalz nach Bedarf

Schalten Sie den Backofen ein und backen Sie bei 425 Grad Fahrenheit.

Die Kartoffel in lange Streifen schneiden und in einer etwa mittelgroßen Schüssel mit dem Kokosöl und den Gewürzen übergießen.

Die Kartoffeln durchschwenken, bis sie gut bedeckt sind.

Die Pommes frites etwa 8 bis 10 Minuten auf einem Blech in einer einzigen Schicht backen, dann die Süßkartoffeln umdrehen und weitere 10 Minuten backen.

Nach dem Abkühlen genießen.

**Ergibt 1-2 Portionen.**

Papaya-Salat

Grüne Papaya - 3 Tassen, in Julienne geschnitten
Süße Zwiebel - 0,5 Tasse, in dünne Scheiben geschnitten
Bohnensprossen - .5 Tasse
Palmzucker - 2 Esslöffel, fein gehackt
Limettensaft - 0,25 Tasse
Fischsauce - 2 Esslöffel
Limettenschale - 0,25 Teelöffel, frisch gerieben
Gemahlener schwarzer Pfeffer
Gehackte frische scharfe oder hawaiianische Chilis

Fischsauce, Limettensaft, Zucker, Chilischoten und Schale verquirlen.

Papaya, Sojasprossen und Zwiebel zur Vinaigrette geben und vorsichtig mischen, bis alles gut vermischt ist.

Vor dem Servieren nach Bedarf mit Pfeffer abschmecken.

**Ergibt 6 Portionen.**

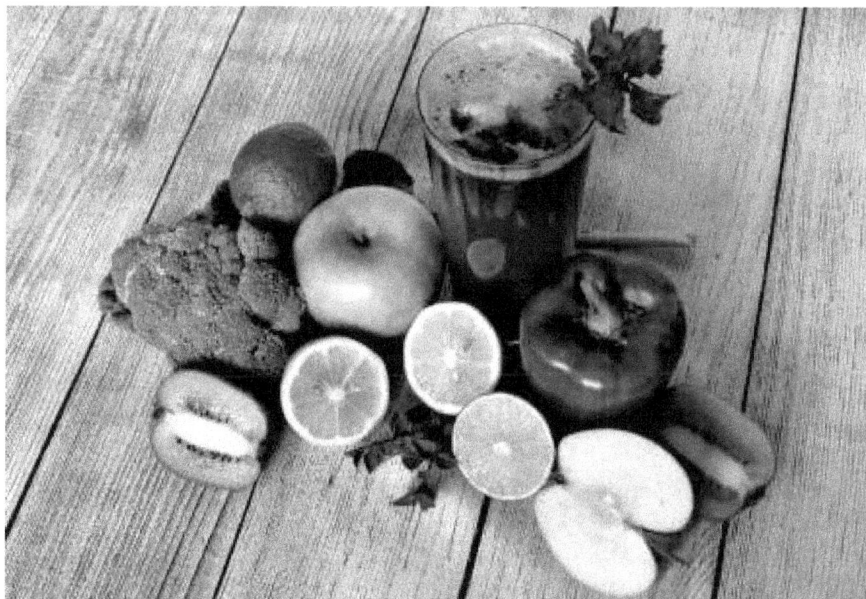

# Vegetarische Gerichte

## Kurkuma-Quinoa-Schale

Gelbe Kartoffeln - 7 kleine

Quinoa - .25 Tasse

Kichererbsen - 1 Dose à 15 Unzen

Kurkuma - 2 Teelöffel

Paprika - 1 Teelöffel

Grünkohl - 2Blätter

Kokosnussöl - 1 Esslöffel

Avocado - 1

Olivenöl - 0,5 Esslöffel

Pfeffer und Salz nach Bedarf

Stellen Sie den Backofen auf 350 Grad Fahrenheit ein.

Schneiden Sie die gelben Kartoffeln in Streifen und breiten Sie sie auf einem Backblech aus.

Das Kokosöl und 1 Teelöffel Kurkuma über die Kartoffeln gießen und sie damit leicht bedecken. Nach Bedarf Pfeffer und Salz hinzufügen.

Die Kartoffeln etwa Minuten lang backen, während Sie die Kichererbsen abgießen und abspülen.

Die Kichererbsen und 1 Teelöffel Paprika in eine Rührschüssel geben und gleichmäßig verteilen.

Die Kartoffeln aus dem Ofen nehmen und die Kichererbsen auf das Backblech geben.

Kichererbsen und Kartoffeln zusammen etwa 25 Minuten lang backen, damit die Kartoffeln weich werden.

Quinoa in einem kleinen Kochtopf kochen. Sobald sie gekocht ist, Pfeffer, Salz und 1 Teelöffel Kurkuma hinzufügen. Durchmischen, bis alles gut vermischt ist, und abkühlen lassen.

Den Grünkohl waschen und die Blätter mit Olivenöl einreiben. Die Blätter auf 4 Schüsseln verteilen.

Die Avocado vorsichtig in Scheiben schneiden und auf die 4 Schalen verteilen.

Mit Quinoa, Röstkartoffeln und Kichererbsen anrichten und servieren.

**Ergibt 4 Portionen.**

Zitronen-Soja-Graupen-Schale

Perlgraupen oder Graupen - 2 Tassen, gekocht

Bio-Edamer - 0,75 Tassen, geschält

Wasser - 2,25 Tassen

Bio-Tofu (entweder fest oder extra fest) - 1 Block gebacken, herzhaft

Reife Avocado - .5, halbiert und in dünne Scheiben geschnitten

Zitronen-Tahini-Dressing:

Natriumarme Sojasauce - 6 Teelöffel

Geröstetes Sesamöl - 3 Teelöffel

Getrockneter Oregano - 1,5 Teelöffel

Zitrone - 0,5 Teelöffel, fein gerieben

Saft .5einer Zitrone

Gerste und Wasser in einem mittelgroßen Kochtopf zum Kochen bringen.

Nach dem Aufkochen die Hitze auf niedrige Stufe reduzieren, damit die Gerste etwa 40 bis 50 Minuten köcheln kann. Sie ist fertig, wenn die gesamte Flüssigkeit aufgesogen wurde.

Die Gerste vom Herd nehmen, damit sie etwas abkühlen kann.

Sesamöl, Oregano, Sojasauce, Zitronenschale und Zitronensaft in einer großen Schüssel verquirlen, bis sie sich gut verbunden haben.

Die abgekühlte Gerste in die große Schüssel geben und umrühren, damit sie mit der Sojamischung bedeckt ist.

Dann die Edamer und den Rucola in die Gerstenmischung geben und vorsichtig umrühren, bis alles gut vermischt ist.

Den Tofu in ¾-Zoll-Würfel schneiden.

Die Gerstenmischung auf 4 Schüsseln verteilen und mit Avocadoscheiben und Tofu garniert servieren.

**Ergibt 4 Portionen.**

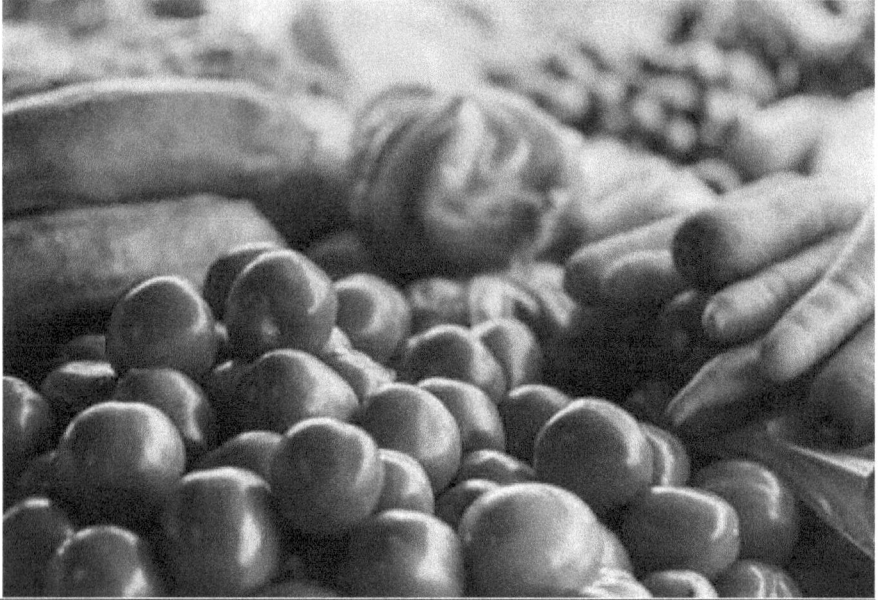

Avocado-Ei-Salat-Sandwiches

Reife Avocado - .5

Avocadoöl - 1 Teelöffel

Hartgekochte Bio-Eier - 3 Stück Gehackt

Zitronensaft - 1,5 Teelöffel

Sellerie - 0,25 Tasse, fein gehackt

Frischer Schnittlauch - 3 Esslöffel, gehackt

Salz - 0,25 Teelöffel

108

Schwarzer Pfeffer - 0,125 Teelöffel

Vollkornsandwichbrot - 4 Scheiben

Kopfsalat - 2 Blätter

In einer mittelgroßen Schüssel das Fruchtfleisch der halben Avocado aushöhlen, den Zitronensaft und das Avocadoöl hinzufügen. Pürieren, bis es fast glatt ist.

Sellerie, Pfeffer, Salz, Eier und Schnittlauch zu der Avocadomischung geben und gut verrühren.

Streichen Sie die Mischung auf 2 Toastbrotscheiben, fügen Sie dann ein Salatblatt und eine weitere Toastscheibe hinzu, um 2 Sandwiches zu erhalten.

**Ergibt 2 Portionen.**

Kichererbsen-Salat-Wraps

**Kichererbsenfüllung:**

Kichererbsen - 1 Dose, abgetropft und abgespült

Knoblauch - 1 Gewürznelke, gehackt

Frühlingszwiebel - 1 gehackt

Kurkuma - 1 Teelöffel

Sesamsamen - 3 Teelöffel

109

Kreuzkümmel - 1 Teelöffel

Leinsamen - 3 Teelöffel

Gemahlener Chili-Pfeffer - 1 Teelöffel

Olivenöl - 1 Esslöffel

Minze - 6 Blätter

**Salat:**

Avocado - 1

Knoblauch - 1 Gewürznelke, gehackt

Tomaten - 2 gewürfelt

Spitze grüne Paprika - 1 gehackt

Frühlingszwiebel - 1 gehackt

Basilikumblätter - 12

Walnüsse - 2 Esslöffel, zerkleinert

Limettensaft - 1 Teelöffel

Römischer Salat - 6 Blätter, gewaschen

Die Kichererbsen in einer Pfanne mit etwa einer ¼ Tasse Wasser auf mittlerer bis hoher Stufe erhitzen. Kurkuma und Chilipulver hinzufügen und umrühren, bis die Kichererbsen gut bedeckt sind. Etwa 2 bis 3 Minuten kochen.

Sobald das Wasser fast aufgebraucht ist, die restlichen Zutaten für die Füllung hinzufügen. Etwa 60 Sekunden lang umrühren, dann abdecken und die Herdplatte ausschalten.

Die Avocado mit der Hälfte der Tomatenwürfel zerdrücken. Den Limettensaft und den gehackten Knoblauch dazugeben und verrühren, bis die Mischung gut vermischt ist und keine Klümpchen mehr vorhanden sind.

Die restlichen Salatzutaten hinzugeben und mit etwas Salz abschmecken. Umrühren, um zu kombinieren.

Die Salatmischung mit zerstoßenen Walnüssen bestreuen.

2 Esslöffel der Kichererbsenfüllung in die Mitte der Salatblätter geben und mit 2 Esslöffeln des Salats belegen.

Viel Spaß!

**Ergibt 6 Portionen.**


Kichererbsen-Kuchen

Zwiebel - 1 klein
Kichererbsen - 1 Dose, abgespült und abgetropft
Knoblauch - 2 Nelken
Frische Petersilie - 0,25 Tasse, gehackt

Meersalz - 1,5 Teelöffel

Kurkumapulver - 1 Teelöffel

Kartoffelstärke - 6 Teelöffel

Cayennepfeffer - 0,75 Teelöffel

Kichererbsenmehl - 2 Esslöffel plus 3 weitere Esslöffel zum Bestreichen

Traubenkernöl

Frisch gemahlener schwarzer Pfeffer

Etwas Traubenkernöl in eine große gusseiserne Pfanne träufeln und den Knoblauch und die Zwiebel anbraten, bis sie leicht goldbraun sind. Vom Herd nehmen und zum Abkühlen beiseite stellen.

Die Kichererbsen mit einem Pürierstab mixen. Sobald sie eine glatte, dicke Konsistenz haben, den Mixer ausschalten und mit einem kleinen Spatel oder Löffel sicherstellen, dass keine Kichererbsen an den Seiten kleben bleiben und alle gemahlen wurden.

Knoblauch, Zwiebel, Pfeffer, Salz, Cayennepfeffer und Kurkuma zur Kichererbsenmischung in den Mixer geben und gut durchmixen.

Den Mixer wieder ausschalten und die gehackte Petersilie mit einem Löffel manuell untermischen.

3 Esslöffel Kichererbsenmehl auf einen großen Teller geben.

Mit einem Löffel etwas von der Kichererbsenmischung auslöffeln und zu einem golfballgroßen Ball formen. Den Ball leicht drücken, um ihn in eine fladenartige Form zu bringen.

Den Fladen in das Kichererbsenmehl fallen lassen, so dass er auf beiden Seiten leicht und gleichmäßig bedeckt ist.

Das Formen und Bestreichen der Patties wiederholen, bis die gesamte Kichererbsenmischung aufgebraucht ist.

Die gusseiserne Pfanne wieder auf die Herdplatte stellen und auf mittlere Hitze stellen. Nur wenig zusätzliches Öl hineingießen und die Patties etwa 2 bis 3 Minuten pro Seite braten, bis sie braun sind.

Auf einem Salat servieren.

**Ergibt 4 Portionen.**

Avocado-Kichererbsen-Sandwich

Kichererbsen - 1 Dose à 15 Unzen, abgetropft und abgespült

Zitronensaft - 2 Teelöffel

Reife Avocado - 1 groß

Getrocknete Preiselbeeren - .25 Tasse

Salz und Pfeffer nach Geschmack

**Toppings:**

Rucola

Rote Zwiebel

4 Scheiben Vollkornbrot sind optional. Avocado und Kichererbsen können über einem Salat genossen werden.

In einer mittelgroßen Schüssel die Kichererbsen mit einer Gabel zerdrücken.

Die Avocado mit den Kichererbsen vermischen und mit einer Gabel weiter zerdrücken, bis sie einigermaßen glatt und gut vermischt ist.

Den Zitronensaft und die getrockneten Cranberries zur Avocadomischung geben, umrühren und nach Bedarf mit Salz und Pfeffer abschmecken.

Toastbrot toasten und die Mischung auf 2 Toastbrotscheiben verteilen.

Mit Rucola, roten Zwiebeln und einer weiteren Scheibe Toast belegen. Genießen!

Die Avocadomischung kann bis zu 2 Tage im Kühlschrank aufbewahrt werden.

**Ergibt 2 Portionen.**

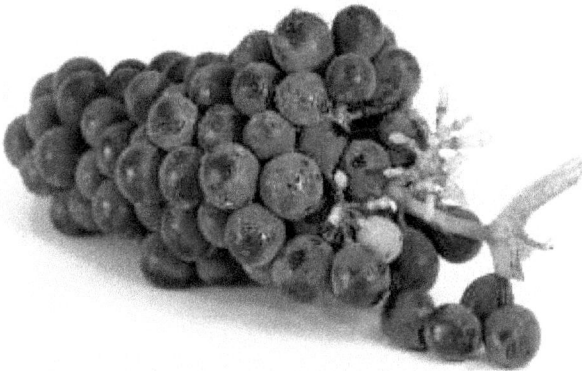

Rote Linsennudeln

Rote Linsennudeln - 1 Dose à 8 Unzen

Natives Olivenöl extra - 0,25 Tasse

Knoblauch - 6 Nelken, gehackt

Süße Zwiebel - 1 gehackt

Getrockneter Oregano - 1 Esslöffel

Getrocknetes Basilikum - 3 Teelöffel

Gemahlene Kurkuma - 2 Teelöffel

Apfelessig - 3 Teelöffel

Feuergeröstete Tomaten - 1 Dose à 28 Unzen

Babyspinat - 2 große Handvoll

½ Tasse gehackte, sonnengetrocknete Tomaten - .5 Tasse, gehackt und Öl abgetropft

Pfeffer und Salz nach Bedarf

Geriebener Parmesan

Geröstete Pinienkerne oder Samen


Das Öl in einem Topf bei mittlerer Hitze erwärmen.


Sobald das Olivenöl erhitzt ist, die Zwiebel anbraten, bis sie gerade weich wird und anfängt zu karamellisieren. (etwa 5 bis 10 Minuten)


Oregano, Basilikum, Pfeffer, Knoblauch, Salz und Kurkuma in den Topf geben und etwa 1 Minute kochen, damit sich die Aromen verbinden.

Nach und nach die Tomaten und den Saft aus der Dose in den Topf geben.

Die Tomaten im Topf mit einem Kartoffelstampfer zerdrücken.

Den Essig und die getrockneten Tomaten dazugeben und unter gelegentlichem Rühren köcheln lassen, bis die Sauce leicht einreduziert ist (etwa 12 bis 15 Minuten).

Das Grünzeug zu den Tomaten geben und noch einige Minuten köcheln lassen.

In einem anderen Topf, der groß genug für die Nudeln ist, Salzwasser zum Kochen bringen.

Die Nudeln hineingeben und unter gelegentlichem Umrühren kochen, bis sie den gewünschten Gargrad erreicht haben, dann abgießen.

Auf 6 Schüsseln aufteilen und die Sauce untermischen. Nach Belieben Käse, Nüsse und Samen hinzufügen.

**Ergibt 6 Portionen.**

### Blumenkohl-Kichererbsen-Salat

Kichererbsen - 1 Tasse abgespült und abgetropft
Rote Blattsalate - 2 Tassen, zerrissen
Blumenkohl-Röschen - 1,5 Tassen
Rote Zwiebel - 0,25 Tasse, in dünne Scheiben geschnitten
Karotten - 0,75 Tasse, in 0,5-Zoll-Scheiben geschnitten
Einfacher fettfreier Joghurt - .25 Tasse
Currypulver - 3 Teelöffel
Olivenöl - 3 Teelöffel
Salz - 0,25 Teelöffel
Limettensaft - 1 Esslöffel
Gemahlener schwarzer Pfeffer - 0,5 Teelöffel
Gemahlener Ingwer - 0,25 Teelöffel
½ Teelöffel gehackter Jalapeno-Pfeffer

Den Backofen auf 450 Grad Fahrenheit einstellen.

Salz, Olivenöl und Currypulver in einer mittelgroßen Schüssel verrühren, dann die Kichererbsen, den Blumenkohl und die Karotten hinzugeben. Mischen, bis alles bedeckt ist.

Blumenkohl, Karotten und Kichererbsen auf einem Blech verteilen und 20-25 Minuten im Ofen garen. Etwa nach der Hälfte der Zeit einmal umrühren. Das Gemüse ist fertig, wenn es weich ist. Aus dem Ofen nehmen und abkühlen lassen.

Für das Dressing Joghurt, Limettensaft, Jalapeno-Pfeffer und Ingwer in einer kleinen Schüssel verrühren. Mit etwas Wasser verdünnen, wenn Sie es etwas dünner mögen.

In einer Salatschüssel den Salat, das Gemüse, die Zwiebel und die Petersilie mischen. Das Dressing darüber gießen und vermengen.

**Ergibt 2 Portionen.**

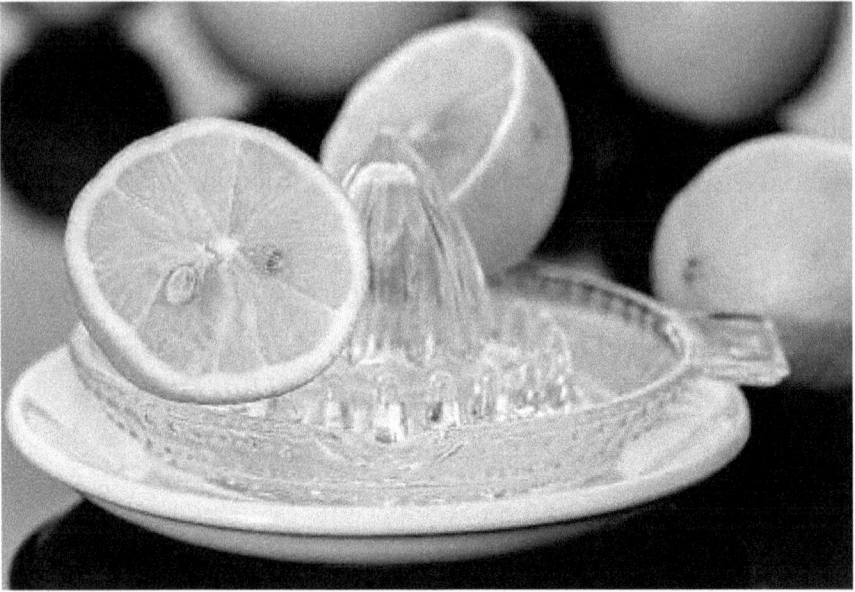

Gefüllte Süßkartoffel

Süßkartoffel - 1 groß

Schwarze Bohnen - 1 Tasse, abgetropft und abgespült

Hummus - .25 Tasse
Grünkohl - 0,75 Tasse, gehackt
Wasser - 2 Esslöffel

Die Süßkartoffel ein paar Mal mit einer Gabel einstechen und in der Mikrowelle auf höchster Stufe etwa 7 bis 10 Minuten garen.

Den Grünkohl waschen und abtropfen lassen. Den Grünkohl zugedeckt bei mittlerer Hitze kochen. Den Grünkohl ein paar Mal umrühren, bis er verwelkt ist.

Bohnen und 1 bis 2 Esslöffel Wasser hinzufügen, wenn der Topf trocken ist.

Die Bohnen und den Grünkohl etwa 1 bis 2 Minuten lang zugedeckt weiter kochen, bis die Mischung heiß ist, dabei gelegentlich umrühren.

Die Süßkartoffel der Länge nach aufschneiden und mit den Bohnen und dem Grünkohl füllen.

Den Hummus mit 2 Esslöffeln Wasser in einer kleinen Schüssel verrühren, bis die gewünschte Konsistenz erreicht ist, und dann über die gefüllte Kartoffel träufeln.

**Ergibt 1 Portion.**

Gebratenes Gemüse

Frische Brokkoli-Röschen - 4 Tassen

Frischer Ingwer - 0,25 Tasse, gehackt

Knoblauch - 12 Nelken, gehackt

Grüne Zwiebeln - 1 Bund, in Scheiben geschnitten

Wasserkastanien - 1 Tasse, zerkleinert

Champignons - 1 Tasse, gehackt

Zuckerschoten - 1 Tasse

Rote Paprika - 1 in Scheiben geschnitten

Sesamöl - 1 Esslöffel

Brauner Reis zum Servieren, falls gewünscht

**Rührbratensoße:**

1Natriumreduzierte Sojasauce - 0,33 Tasse plus 2 Esslöffel

Sesamöl - 0,25 Tasse

Speisestärke - 1 Esslöffel

Erhitzen Sie das Sesamöl auf einem mittelstarken bis starken Brenner.

Paprika, Wasserkastanien, Zuckerschoten, Pilze, Zwiebel, Knoblauch, Brokkoli und Ingwer in das Öl geben und 20 bis 25 Minuten kochen, dabei häufig umrühren, damit sie nicht anbrennen.

Für die Rührbratensoße die 3 Zutaten in ein Einmachglas geben, den Deckel aufschrauben und schütteln, um sie zu verbinden. Die Sauce dickt beim Kochen ein.

Sobald das Gemüse gar, aber nicht zu weich ist und die Flüssigkeit aus der Pfanne verdampft ist, die Rührbratensauce hinzugeben und weitere 3 bis 5 Minuten kochen lassen. Dabei häufig umrühren und darauf achten, dass die Soße das gesamte Gemüse vollständig bedeckt.

Das gebratene Gericht kann pur oder mit braunem Reis serviert werden.

**Ergibt 6 Portionen.**

Crockpot-Chili

Tomaten - 3 Tassen, gewürfelt
Kidneybohnen - 3 Tassen, gekocht
Wasser - .5 Tasse

Champignons - 8 Unzen, in Scheiben geschnitten

Zwiebel - 1 gewürfelt

Grüne Paprika - 1 gehackt

Knoblauchzehen - 2, gehackt

Frische oder gefrorene Maiskörner (nicht in Dosen) - 1 Tasse

Zucchini - 1 gewürfelt

Chilipulver - 6 Teelöffel

Kreuzkümmel - 2 Teelöffel

Oregano - 0,5 Teelöffel

Cayennepfeffer nach Geschmack

Geben Sie alle Zutaten in den Kochtopf und mischen Sie sie mit der Hand, bis sie vollständig vermischt sind.

Zugedeckt 7 Stunden lang auf niedriger Stufe erhitzen.

**Ergibt 4 Portionen.**

Butternuss-Kürbis-Suppe

Butternusskürbis - 2 Geschält und gewürfelt

Apfel - 1 Großer, geschält und zerkleinert

Gemüsebrühe - 1,25 Tassen

Zwiebel - 0,5 Tasse, gehackt

Schwere Schlagsahne - 0,5 Tasse

Salz - 1 Teelöffel

Cayennepfeffer - 0,125 Teelöffel

Sprühen Sie den Topf mit Antihaft-Spray ein und geben Sie alle Zutaten bis auf die Schlagsahne hinein. Mischen Sie alles zusammen.

Erhitzen Sie sie zugedeckt 4-5 Stunden lang auf höchster Stufe im Herd.

Die Hälfte der Kürbissuppe in einen Mixer geben und abkühlen lassen, dann abdecken und mixen, bis alles gut vermischt ist und keine Klümpchen mehr vorhanden sind.

Die Suppe in eine große Schüssel umfüllen und die restliche Hälfte der Kürbismischung erneut pürieren.

Die gesamte pürierte Suppe zurück in den Topf des langsamen Kochers gießen und die Schlagsahne von Hand einrühren.

Setzen Sie den Deckel des langsamen Kochers wieder auf und lassen Sie die Suppe noch einige Minuten erhitzen, so dass sie vollständig erhitzt ist und sich verbindet.

**Ergibt 6 Portionen.**


Gebratene Kürbis Penne

**Squash:**

Delicata-Kürbis - 2 mittelgroß, geschrubbt und abgespült

Olivenöl - 2 Esslöffel

Meersalz nach Bedarf

Gemahlener schwarzer Pfeffer nach Bedarf

**Walnuss-Pesto:**

Frische Petersilie - 1 Tasse

Walnusshälften - 0,75 Tassen, geröstet

Knoblauch - 3 Nelken

Salbei - 6 große Blätter

Geröstetes Walnussöl - .5 Tasse

Salz nach Bedarf

Gemahlener schwarzer Pfeffer nach Bedarf

**Nudeln:**

Vollkornpenne - 1 Pfund, ungekocht

Parmesan - 0,5 Tasse, gerieben

Natives Olivenöl extra - 0,25 Tasse

Frische Salbeiblätter zum Braten

Den Ofen auf 425 Grad Fahrenheit vorheizen.

Ein Blech mit einer Silikonunterlage abdecken und bis zur Verwendung beiseite stellen.

Salzwasser für die Nudeln zum Kochen bringen.

Schneiden Sie die Enden der Kürbisse ab und halbieren Sie sie der Länge nach.

Mit einem Löffel die Kerne aus dem Kürbis herausschaben.

Jede Kürbishälfte in ½" große, halbmondförmige Scheiben schneiden und auf das ausgelegte Backblech legen.

Etwas Öl über den Kürbis gießen und mit etwas Pfeffer und Salz würzen. Gleichmäßig in der Pfanne verteilen, so dass sie sich nicht berühren.

Den Kürbis 10 bis 15 Minuten im Ofen rösten, dann den Kürbis aus dem Ofen nehmen und wenden. Weitere 10 bis 12 Minuten braten; der Kürbis sollte weich sein.

Während der Kürbis röstet, die Walnüsse, die Petersilie, den Knoblauch und die Salbeiblätter in der Küchenmaschine grob zerkleinern. Das Walnussöl dazugeben und weiter pulsieren, es sollte fast glatt sein. Pfeffer und Salz hinzufügen und das Pesto in eine Schüssel geben.

Einen kleinen Teller mit Papiertüchern abdecken und eine kleine Menge Olivenöl auf mittlerer bis hoher Stufe erhitzen. Einige Salbeiblätter nacheinander anbraten, bis sie knusprig sind, dann auf den abgedeckten Teller geben. Leicht salzen und beiseite stellen.

Die Nudeln in den Topf mit kochendem Wasser geben und kochen, bis sie gar sind. 8 Unzen des Wassers, in dem die Nudeln gekocht wurden, beiseite stellen, dann das restliche Wasser von den Nudeln entfernen. Ein wenig Olivenöl zu den Nudeln geben und untermischen, bis sie gut vermischt und überzogen sind. Den geriebenen Parmesankäse und das Pesto zu den Nudeln geben. Leicht verrühren, bis die Soße die Nudeln gleichmäßig bedeckt. Bei Bedarf etwas von dem beiseite gestellten Nudelwasser hinzufügen, um die Soße cremiger zu machen.

Servieren Sie die Nudeln mit den Kürbisstücken und garnieren Sie sie mit den gebratenen Salbeiblättern.

**Ergibt 4-6 Portionen.**

Currykartoffel mit pochiertem Ei

Russet-Kartoffeln - 2

Tomatensauce - 15 Unzen Dose

Bio-Eier - 4 große

Frischer Ingwer - 1 Zoll

Olivenöl - 3 Teelöffel

Knoblauchzehen - 2

Currypulver - 2 Esslöffel

Frischer Koriander - 0,5 Bund, gehackt

Die Kartoffeln abspülen und in etwa ¾" große Würfel
schneiden. Die Kartoffeln in einem großen Topf mit Wasser
bedecken.

Einen Deckel auf den Topf legen und Wasser bei starker Hitze
zum Kochen bringen. Die Kartoffeln kochen, bis sie sich mit
einer Gabel leicht durchstechen lassen, dann abgießen.

Den Ingwer mit einem Gemüseschäler schälen und mit einer kleinen Lochreibe etwa 1" Ingwer reiben, dann den Knoblauch hacken.

Knoblauch, Ingwer und Olivenöl in einer großen Pfanne bei mittlerer/geringer Hitze 1 bis 2 Minuten anbraten, dann den Curry hinzufügen und noch etwa eine Minute weiterbraten.

Die Hitze leicht erhöhen und die Tomatensauce vorsichtig dazugeben. Unter Rühren kochen, bis sie heiß ist. Dann abschmecken und bei Bedarf nachwürzen.

Die Kartoffeln in der Pfanne umrühren, bis sie gut bedeckt sind.

In die Kartoffelmasse 4 kleine Dips formen und in jeden Dip 1 Ei aufschlagen. Einen Deckel auf die Pfanne legen und in der Soße köcheln lassen, bis die Eier nach Belieben gekocht sind, etwa 6 bis 10 Minuten.

Mit frischem Koriander bestreuen.

**Ergibt 4 Portionen.**

Knuspriges Zimt-Granola

Ungesüßte Kokosraspeln - 0,25 Tasse

Altmodische Haferflocken - 2 Tassen

Rosinen - .25 Tasse

Getrocknete Aprikosen - 0,25 Tasse, gehackt

Walnüsse - 0,25 Tasse, gehackt

Honig - .25 Tasse

Getrocknete Preiselbeeren - .25 Tasse

Kürbiskerne - 2 Esslöffel

Ungesalzene Butter - 4 Esslöffel, geschmolzen

Gemahlene Nelken - 0,25 Teelöffel

Zimtpulver - 0,5 Teelöffel

Muskatnuss in Pulverform - 0,25 Teelöffel


Schalten Sie den Backofen auf 300 Grad Fahrenheit ein.

Ein Backblech mit einer Silikonunterlage auslegen und beiseite stellen.

Haferflocken, Kürbiskerne, Kokosraspeln, Walnüsse und Gewürze miteinander vermischen und bis zur Verwendung beiseite stellen.

Die geschmolzene Butter und den Honig in einer separaten Schüssel verrühren, bis sie vollständig vermischt sind. Den Honig über die Hafermischung träufeln.

Schaufeln Sie die mit Honig überzogenen Haferflocken aus und verteilen Sie sie gleichmäßig auf Ihrem Backblech. Lassen Sie die Mischung etwa eine halbe Stunde lang im Ofen backen. Sobald sie anfängt, braun zu werden, nehmen Sie die Mischung heraus und lassen Sie sie abkühlen.

Sobald das Müsli abgekühlt ist, zerkleinern Sie es und rühren die restlichen Zutaten unter.

Das Müsli kann bei Zimmertemperatur in einem luftdichten Behälter aufbewahrt werden.

**Ergibt 3.5 Tassen.**

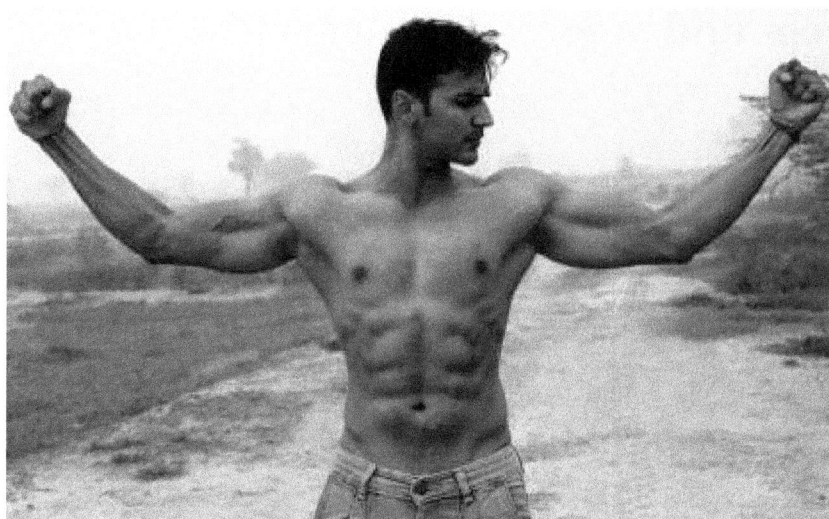

# Fisch- und Meeresfrüchtegerichte

<u>Lachs-Schale</u>

Blumenkohlreis - 1 Tasse

Purpurkohl - 0,25 Tasse, zerkleinert

Edamer - .33 Tasse, geschält

Gemischtes Grünzeug wie Grünkohl und Kohlgemüse - 2 Tassen, gehackt

Frisches Basilikum - 2 Esslöffel

Hanfsamen - 2 Teelöffel

Frische Minze - 2 Esslöffel

Walnüsse - 0,25 Tasse, gehackt

Lachs - 2, 5 Unzen Haut auf Filets

Sonnenblumensprossen zum Garnieren

**Miso-Ingwer-Dressing:**

Knoblauch - 1 Gewürznelke, gehackt

Tahini - 3 Esslöffel

Weißes Miso - 1 Esslöffel

Reisessig - 3 Esslöffel

Frisch geriebener Ingwer - 1 Esslöffel

Wasser zum Verdünnen nach Bedarf

Alle Zutaten für das Dressing verrühren, bis sie glatt sind. Bei Bedarf mit Wasser verdünnen und das Dressing in ein Glas oder eine Flasche füllen.

In einer großen Schüssel den Blumenkohlreis, den Purpurkohl, den Edamer, die frischen Kräuter und einige Esslöffel des Dressings vermischen. Beiseite stellen, damit sich die Aromen vermischen können.

Eine Bratpfanne mit Avocadoöl oder Olivenöl besprühen. Das gemischte Grünzeug, 1 Esslöffel Dressing und 2 Esslöffel Wasser hineingeben.

Das Grünzeug unter häufigem Rühren kochen, bis es gerade anfängt zu welken, aber noch eine schöne Farbe hat.

Das Grünzeug auf 2 Schüsseln verteilen.

Stellen Sie die Pfanne wieder auf den erhitzten Brenner und bestreichen Sie sie bei Bedarf erneut mit Öl.

Die Filets mit der Hautseite nach oben in einer Pfanne etwa 4 bis 5 Minuten braten oder bis man von der Seite sieht, dass sie zu etwa 3/4 durchgegart sind.

Jedes Filet umdrehen und weitere 2Minuten braten. Die Bratpfanne vom Herd nehmen.

Die Hälfte des "Reises" in eine Schüssel geben und die andere Hälfte in die andere. Servieren Sie ihn über dem Grünzeug.

Die Haut vom Lachs abziehen und ein Filet auf jede Reisschale legen.

Die Schalen mit gehackten Walnüssen, Sonnenblumensprossen und Hanfsamen bestreuen.

Mit dem Dressing beträufeln und genießen.

**Ergibt 2 Portionen.**


Räucherlachs-Tartine

**Kartoffel-Tartine:**
Butterschmalz - 2 Esslöffel
1 große Russet-Kartoffel - 1 große, geschält und gerieben
Schwarzer Pfeffer und Salz nach Bedarf

**Toppings:**

Ziegenweichkäse - 4 Unzen bei Raumtemperatur
Schnittlauch - 1,5 Esslöffel
Rote Zwiebel - 2 Esslöffel, fein gewürfelt
Kapern - 2 Esslöffel, abgetropft
Knoblauch - 0,5 Nelken, gehackt
Hartgekochtes Ei - .5Fein gehackt
Räucherlachs, in dünne Scheiben geschnitten
Schale einer halben Zitrone
Fein gehackter Schnittlauch zum Garnieren

Den Knoblauch, die Zitronenschale und den Ziegenkäse vermengen. Salz und schwarzen Pfeffer hinzufügen, dann den Schnittlauch untermischen und beiseite stellen.

Das hartgekochte Ei und die rote Zwiebel leicht salzen.

Raspeln Sie die Kartoffel mit einer Großlochreibe schnell in eine größere Schüssel.

Drücken Sie die Kartoffel über dem Spülbecken oder einer Schüssel aus, um die überschüssige Flüssigkeit ablaufen zu lassen.

Die Kartoffeln großzügig mit Pfeffer und Salz würzen.

Das Butterschmalz in einer beschichteten Pfanne bei mittlerer bis hoher Hitze erwärmen.

Sobald die Butter erhitzt ist, die geriebenen Kartoffeln mit einem Spatel in der Pfanne zu einem großen Kreis formen.

Die Kartoffeln noch einmal mit dem Spatel in die heiße Pfanne drücken. Die Kartoffeln zugedeckt etwa 8 Minuten braten, bis sie gebräunt sind.

Vorsichtig umdrehen und die andere Seite ebenfalls etwa 8 Minuten lang bräunen lassen.

Sobald die Kartoffeln knusprig und goldbraun sind, nehmen Sie sie aus der Pfanne und legen sie auf ein Abkühlgitter, bis sie Zimmertemperatur haben.

Den Ziegenkäse auf den abgekühlten Kartoffelkuchen geben.

Den Räucherlachs auf die Käsemischung legen und mit dem hartgekochten Ei, den Kapern und der roten Zwiebel belegen.

Falls gewünscht, mit Schnittlauch garnieren und in Spalten geschnitten servieren.

**Ergibt 1-2 Portionen.**

Quinoa-Garnelen-Avocado-Schale

**Knuspriger Grünkohl:**
Olivenöl - 2 Esslöffel
Grünkohl - 1 Bündel, grob zerrissen
Schwarzer Pfeffer und Salz nach Geschmack

**Quinoa:**
Olivenöl - 2 Esslöffel
Quinoa - 1,25 Tassen
Hühnerbrühe - 2 Tassen
Salz und Pfeffer

**Pikante Garnelen und Toppings:**
Garnele - 1 Pfund, entdarmt und geschält
Wassermelonen-Radieschen - 2 In dünne Scheiben geschnitten
Reife Avocados - 2 Geschält, entkernt und in Scheiben geschnitten
Natives Olivenöl extra - 3 Esslöffel

Kreuzkümmel in Pulverform - 1 Teelöffel

Scharfe Sauce - 2 Esslöffel

Pulverisierter Koriander - 0,75 Teelöffel

Salz und Pfeffer

Schalten Sie den Ofen ein und backen Sie ihn bei 400 Grad Fahrenheit.

Ein Backblech mit einer Silikonunterlage auslegen.

Den Grünkohl mit dem Olivenöl vermischen. Nach Belieben mit Pfeffer und Salz würzen.

Den Grünkohl auf ein Blech legen, ohne ihn zu überlappen, und dann knusprig backen. (etwa 15 Minuten)

Während der Grünkohl im Ofen ist, das Öl in einem mittelgroßen Topf bei mittlerer Hitze erwärmen.

Quinoa in den Topf geben und unter ständigem Rühren etwa 1 Minute in dem Olivenöl rösten.

Die Brühe im Topf vorsichtig über die Quinoa gießen und köcheln lassen.

Die Quinoa weiter köcheln lassen, bis keine Flüssigkeit mehr vorhanden ist und die Quinoa weich geworden ist.

Mit etwas Pfeffer und Salz würzen und die Quinoa erst einmal zur Seite stellen.

Erhitzen Sie das Öl auf mittlerer bis hoher Stufe auf Ihrer Herdplatte.

In einer mittelgroßen Schüssel die Garnelen mit Kreuzkümmel, Koriander und scharfer Sauce vermengen.

Die Garnelen mit Pfeffer und Salz bestreuen und etwa 4 bis 5 Minuten in der Pfanne anbraten, bis sie gar sind.

Die Quinoa auf 4 Schüsseln verteilen und jeweils mit dem Grünkohl und den Garnelen belegen.

Die in Scheiben geschnittene Avocado und die Wassermelonenradieschen oben auf jede Schüssel geben und sofort servieren.

**Ergibt 4 Portionen.**

# Lachs-Taco-Wrap

Frischer Lachs - 2Filets
Krautsalatmischung oder geschredderter Kohl - 2 oder 3 Tassen
Kopfsalat - 1 Kopf
Frischer Koriander - 0,25 Tasse
Gewürz für gegrillten Fisch - 1,5 Esslöffel
Saft einer Limette - 1
Salz nach Geschmack
Avocadoöl

**Mayo:**
Avocadoöl - 1 Tasse
Bio-Ei - 1 Großes
Saft einer Zitrone - 1 Teelöffel
Salz - 0,25 Teelöffel
Dijon-Senf - 0,5 Teelöffel

**Avocado-Soße:**
Avocado - .5, entkernt
Frischer Koriander - 0,5 Tasse
Jalapeno - .5 entkernt
Wasser - .25 Tasse
Knoblauch - 1 Gewürznelke
Salz - 0,5 Teelöffel

Machen Sie zunächst die Mayo, indem Sie alle Zutaten in ein Glasgefäß geben und einen Stabmixer einsetzen. Den Mixer ganz nach unten auf den Boden des Glases bringen, dabei darauf achten, dass das Ei mitgenommen wird, und am Boden pürieren, bis die Mischung weiß und cremig wird, dann den Mixer langsam wieder nach oben bewegen, um sicherzustellen, dass alles vermengt ist.

Als Nächstes bereiten Sie die Avocado-Sauce zu, indem Sie alle Zutaten und eine halbe Tasse Mayo in einen Mixer geben und zu einer glatten Masse verarbeiten. Etwas Wasser hinzufügen und weiter mixen, wenn die Sauce verdünnt werden soll.

Die Lachsfilets mit dem Fischgewürz vom Grill würzen und leicht abtupfen, damit das Gewürz gut haftet, dann mit etwas Avocadoöl beträufeln.

Erhitzen Sie den Grill auf mittlerer Stufe und garen Sie den Lachs etwa 5 bis 8 Minuten, wobei Sie ihn einmal wenden. Nicht zu lange kochen, da sie sonst austrocknen. Nehmen Sie den Lachs vom Grill und legen Sie ihn zum Abkühlen zur Seite.

In einer kleinen Schüssel den Krautsalat mit gehacktem Koriander und Limettensaft vermengen. Nach Belieben Salz hinzufügen.

Die Salatblätter abspülen und mit einem Papiertuch trocken tupfen. Die besten tassenförmigen Blätter für die Taco-Wraps auswählen.

Sobald der Lachs abgekühlt ist, zerteilen Sie ihn und legen Sie die Stücke in die Salatwickel und bedecken sie leicht mit der Salatmischung.

Die Tacos mit der Avocado-Sauce übergießen.

**Ergibt 4-6 Portionen.**

Meeresfrüchte-Chaudrauf

Lachs - .33 Pfund Filet ohne Haut
Kabeljau - .33 Pfund Filet ohne Haut
Knochenbrühe - 1 Qt
Vollfett-Kokosnusscreme - .5 Tasse
Weiße Süßkartoffel - 1 Klein, geschält und gewürfelt
Fenchelknolle - 1 klein, fein gehackt
Möhren - 3 Geschält und gewürfelt

Sellerie-Rippen - 3 Fein gehackt

Thymian - 1,5 Esslöffel, gehackt

Olivenöl - 3 Esslöffel

Lorbeerblatt - 1

Feines Meersalz nach Geschmack

Sellerie, Karotten, Süßkartoffel, Fenchel, Thymian und Lorbeerblatt etwa 10 Minuten in erhitztem Olivenöl in einem Suppentopf auf mittlerer Stufe anbraten. Häufig umrühren. Achten Sie darauf, dass das Gemüse nicht braun wird oder anhaftet; fügen Sie bei Bedarf mehr Öl hinzu.

Vorsichtig die Brühe hineingießen und die Hitze erhöhen, bis sie kocht. Den Fisch in den kochenden Topf geben und den Brenner auf mittlere Stufe herunterdrehen. Weitere 8-10 Minuten kochen lassen.

Wenn das Gemüse weich geworden und der Fisch gar ist, das Lorbeerblatt herausnehmen und entsorgen und den Fisch mit einem Schaumlöffel auf einen Teller legen. Den Fisch in kleinere Stücke zerteilen und dabei auf eventuell verbliebene Gräten achten.

Die Fischstücke umrühren, nachdem sie wieder in den Topf mit der Kokosnusscreme gegeben wurden. Falls gewünscht, etwas Salz in die Suppe streuen.

Kurz vor dem Servieren mit frischem Thymian garnieren.

**Ergibt 4 Portionen.**

Shrimp Fajitas

Gelbe Paprika - 1 in dünne Scheiben geschnitten

Garnele - 1,5 Pfund roh, entkernt und geschält

Rote Paprika - 1, in dünne Scheiben geschnitten

Rote Zwiebel - 1 kleine, in dünne Scheiben geschnitten

Orangefarbene Paprika - 1, in dünne Scheiben geschnitten

Olivenöl - 0,5 Esslöffel

Knoblauchpulver - 0,5 Teelöffel

Chilipulver - 0,5 Esslöffel

Salz - 1 Teelöffel

Gemahlener Kreuzkümmel - 0,5 Teelöffel

Paprika - 0,5 Teelöffel

Zwiebelpulver - 0,5 Teelöffel

Limette

Aufgewärmte Tortillas

Schalten Sie den Backofen auf 450 Grad Fahrenheit ein.

Paprika, Olivenöl, Krabben, Zwiebeln, Pfeffer, Salz und Gewürze vermischen. Gut mischen.

Besprühen Sie ein Blech mit Antihaft-Kochspray und legen Sie die Mischung so aus, dass keine der Zutaten die anderen verdeckt.

Etwa 8 Minuten braten, dann 2 Minuten auf niedriger Stufe weiterbraten, damit die Garnelen gar sind.

Die Fajita-Mischung aus dem Ofen nehmen und mit frischem Limettensaft beträufeln. Mit frischem Koriander garnieren und in Tortillas servieren.

**Ergibt 4 Portionen.**

Mittelmeer-Kabeljau

Kabeljau - 1 Pfund, in 4 Portionen geschnitten
Gewürfelte Tomaten - 1 Dose à 14,5 Unzen
Grünkohl - 2 Tassen, zerkleinert
Fenchel - 2 Tassen, in Scheiben geschnitten

Frische Tomatenwürfel - 1 Tasse

Schwarze Oliven - 1 Tasse

Wasser - .5 Tasse

Zwiebel - 1 klein, in Scheiben geschnitten

Olivenöl - 2 Esslöffel

Knoblauch - 3 große Nelken, gehackt

Frischer Oregano - 2 Teelöffel

Salz - 0,125 Teelöffel

Fenchelsamen - 0,25 Teelöffel

Gemahlener schwarzer Pfeffer - 0,25 Teelöffel

Orangenschale - 1 Teelöffel

Eine Prise zerstoßener roter Pfeffer

**Garnieren:**

Frischer Oregano, Fenchelzweige, Olivenöl, Orangenschalen
usw.

Das Öl auf mittlerer bis hoher Flamme erhitzen. Fenchel,
Knoblauch und Zwiebel 8 Minuten braten und mit Pfeffer und
Salz würzen. Das Wasser, die Tomaten und den Grünkohl
hinzufügen. Umrühren, bis alles gut vermischt ist, und etwa 10
bis 12 Minuten lang köcheln lassen.

Den zerstoßenen roten Pfeffer, den Oregano und die Oliven in
die Pfanne geben.

Den Fisch mit Orangenschale, Pfeffer, Fenchelsamen und Salz würzen.

Den Fisch mit der Tomaten-Kohl-Mischung in eine Schale geben und abdecken.

Lassen Sie den Fisch etwa 10 Minuten durchgaren und nehmen Sie dann die Pfanne vom Herd.

Die Mischung garnieren und servieren.

**Ergibt 4 Portionen.**

Shrimps und Blumenkohlgrütze

**Krabben:**
Garnele - 1 Pfund, groß
Cajun-Gewürz ohne Salz - 2,5 Esslöffel
Butter oder Ghee - 2 Esslöffel
Salz

**Blumenkohl-Grütze:**
Gefrorener Blumenkohl - 1 Beutel à 12 Unzen
Knoblauch - 1 große Gewürznelke, gehackt

Butter - 2 Esslöffel

Salz nach Bedarf

Ein paar Zentimeter Wasser zum Kochen bringen. Den
Blumenkohl und den gehackten Knoblauch in einem Dampfkorb
über das kochende Wasser geben und zugedeckt dämpfen, bis
der Blumenkohl weich geworden ist.

Sobald der Blumenkohl fertig ist, in einem Mixer oder einer
Küchenmaschine mit der Butter pürieren, bis er eine körnige
Konsistenz hat. Salz und ein wenig von dem dampfenden
Wasser hinzufügen und erneut pulsieren, bis die gewünschte
Konsistenz erreicht ist.

Die Garnelen trocken tupfen und gut mit Cajun-Gewürz und
Salz würzen.

Die Butter auf mittlerer bis hoher Flamme schmelzen. Die
gewürzten Garnelen in der heißen Pfanne 1 bis 2 Minuten
anbraten, bis sie gerade rosa werden. Dann aus der Pfanne
nehmen.

Die Blumenkohlgrütze in den Schüsseln anrichten und die
Garnelen darauf legen. Die Butter und die Cajun-Sauce aus der
Pfanne über die Schalen gießen und servieren.

**Ergibt 2 Portionen.**

Lachskuchen

Lachs - 5 Unzen, gekocht, geschält und fein gewürfelt
Bio-Eier - 2 große
Kokosnussmehl - 3 oder 4 Esslöffel
Süßkartoffel - 0,33 Tasse, püriert
Knoblauch - 0,5 Teelöffel, gehackt
Gemahlener schwarzer Pfeffer - 0,25 Teelöffel
Paprika - 0,25 Teelöffel
Rosmarin - 1 Zweig
Meersalz - 0,25 Teelöffel
Butter - 1 Esslöffel
Currypulver - 0,25 Teelöffel

Den Lachs zerdrücken und in einer Schüssel mit der Süßkartoffel mischen.

Das Mehl langsam in die Schüssel geben, dann die Gewürze und Kräuter einrühren, bis alles gut vermischt ist.

Die Eier zu dem Lachs und der Süßkartoffel geben und gut vermengen. Wenn der Teig dick genug ist, 8 kleine Patties oder 5 bis 6 größere Patties formen.

Erhitzen Sie das Öl auf einer mittleren bis hohen Flamme auf dem Herd. Die Patties nacheinander in der heißen Butter auf jeder Seite etwa 3 bis 4 Minuten braten, bis der Lachs durchgebraten ist.

Die Patties mit gemahlenem schwarzen Pfeffer, Rosmarin oder Knoblauch garnieren.

Mit gedünstetem Gemüse oder allein als Vorspeise servieren.

**Ergibt 3-4 Portionen.**

Lachs-Blaubeer-Salat

**Salat:**
Räucherlachs - 6 Unzen, in dünne Scheiben geschnitten
Babyspinat - 2 Tassen
Frische Heidelbeeren - 0,5 Tasse
Brunnenkresse - 2 Tassen
Rohe ungesalzene Walnussstücke - .25 Tasse

Rote Zwiebel - 2,5 Esslöffel, gehackt

Frisches Basilikum - 1 Esslöffel

Reife Avocado - 0,5 klein, gewürfelt

Frische Minze - 1 Esslöffel, in dünne Scheiben geschnitten

Mit Sonnenblumen, Sprossen, Erbsen usw. garnieren.

**Ingwer-Zitrus-Vinaigrette:**

Orangensaft - 0,33 Tasse, frisch gepresst

Apfelessig - 6Teelöffel

Natives Olivenöl extra - 0,5 Tasse

Dijon-Senf - 2 Teelöffel

Roher Honig - 2 Teelöffel

Frischer Ingwer - 1 Teelöffel, fein gerieben

Gemahlener schwarzer Pfeffer und Meersalz

Alle Zutaten für die Vinaigrette in ein Glasgefäß geben, abdecken und schütteln, bis sie gut vermischt sind.
Mit Pfeffer und Salz würzen und beiseite stellen.

Waschen Sie den Spinat und schneiden Sie ihn bei Bedarf. Mit einem Papiertuch abtrocknen und zusammen mit den Blaubeeren, Kräutern und Walnüssen in eine große Schüssel geben.

Etwas Vinaigrette über den Salat geben und mischen, bis er gut bedeckt ist.

Die Avocado vorsichtig untermischen und den Salat auf 2 Schüsseln verteilen.

Den Lachs auf die Schalen aufteilen und mit den Sprossen garnieren.

Nach Belieben mit zusätzlichem Dressing servieren.

**Ergibt 2 Portionen.**


Kabeljau mit gebratenen Tomaten

Kabeljau - 4 frische 4-Unzen-Filets ohne Haut

Kirschtomaten - 3 Tassen

Frischer Oregano - 2 Teelöffel, gehackt

Frischer Thymian - 1 Teelöffel, gehackt

Kapern - 2 Teelöffel

Knoblauchpulver - 0,25 Teelöffel

Paprika - 0,25 Teelöffel

Salz - 0,5 Teelöffel

Knoblauch - 2 Nelken, in Scheiben geschnitten

Schwarzer Pfeffer - 0,25 Teelöffel

Schwarze Oliven - 2 Esslöffel, entsteint und in Scheiben geschnitten

Olivenöl - 1 Esslöffel

Frischer Oregano


Schalten Sie den Ofen ein und backen Sie bei 450 Grad Fahrenheit.

Spülen Sie den Fisch ab und trocknen Sie ihn dann mit Papiertüchern ab.

Oregano, Thymian, Salz, Paprikapulver, Knoblauchpulver und Pfeffer miteinander verrühren. Mit der Hälfte der Mischung beide Seiten der Filets würzen.

Decken Sie ein Blech mit Alufolie ab und besprühen Sie die Folie mit einem Antihaft-Spray.

Den Fisch auf einer Hälfte der Folie auslegen und die Knoblauchscheiben und Tomaten auf der anderen Hälfte verteilen.

Das Olivenöl mit der restlichen Oregano-Mischung vermischen und über die Tomaten träufeln. Mischen, bis sie gut bedeckt sind.

8 bis 12 Minuten backen, dabei die Tomatenmischung einmal umrühren. Mit einer Gabel prüfen, ob der Fisch gar ist und sich leicht lösen lässt.

Aus dem Ofen nehmen und Kapern und Oliven unter die Tomatenmischung rühren.

Mit frischem Oregano garnieren und genießen.

**Ergibt 4 Portionen.**

Zitronenlachs mit Zucchini

**Lachs:**
Lachs - 4 Filets à 5 Unzen
Knoblauch - 2 Nelken, gehackt
Getrockneter Dill - 0,5 Teelöffel
Brauner Zucker - 2 Esslöffel, verpackt
Getrockneter Oregano - 0,5 Teelöffel
Zitronensaft - 2 Esslöffel, frisch gepresst

Petersilie - 6Teelöffel, frisch gehackt

Dijon-Senf - 1 Esslöffel

Getrockneter Rosmarin - 0,25 Teelöffel

Getrockneter Thymian - 0,25 Teelöffel

Gemahlener schwarzer Pfeffer und Salz nach Bedarf

Zucchini - 4 Stück gehackt

Olivenöl - 2 Esslöffel

Salz und Pfeffer nach Bedarf

Schalten Sie den Backofen auf 400 Grad Fahrenheit ein und fetten Sie eine Backform leicht ein.

Dijon, braunen Zucker, Dill, Zitronensaft, Thymian, Rosmarin, Knoblauch und Oregano mischen. Pfeffer und Salz hinzufügen und beiseite stellen.

Die Zucchini in einer gleichmäßigen Schicht auf einem Blech auslegen, mit Pfeffer und Salz würzen und mit Öl beträufeln. Den Lachs auf das Blech legen und das Filet mit der Kräutermischung bestreichen.

Im Backofen etwa 16 bis 18 Minuten garen, bis der Fisch leicht abblättert.

Mit Petersilie garniert servieren.

**Ergibt 4 Portionen.**

Gebratener Krabben-Reis

Königskrabbenbeine - 1 Pfund, gefroren
Blumenkohl - 24 Unzen, gewürfelt
Bio-Eier - 2 große, geschlagene
Zwiebel - .5 Fein gewürfelt
Knoblauch - 2 Nelken, gehackt
Sesamöl - 3 Teelöffel
Natriumarme Sojasauce - .125Tasse
Frühlingszwiebeln - 5 Gewürfelt, das Weiße und das Grüne
getrennt
Eine Prise Salz
Antihaft-Kochspray

Blumenkohlwürfel kann man tiefgefroren kaufen oder selbst
herstellen, indem man die Röschen in kleinen Portionen in
einen Mixer oder eine Küchenmaschine gibt und wiederholt
pulsiert, bis sie die gewünschte Größe haben. Für eine ähnliche
Konsistenz kann er auch mit einer großen Reibe gerieben
werden.

In einem Topf, der groß genug für die Krabbenbeine ist, ein paar Zentimeter Wasser zum Kochen bringen. Die Krabbenbeine vorsichtig in das kochende Wasser geben und zugedeckt etwa 10 Minuten kochen. Sobald die Krabbe durchgegart ist, nehmen Sie sie vom Herd. Nehmen Sie das Fleisch aus der Schale und hacken Sie es leicht ab.

Den Wok oder eine tiefe Pfanne mit Antihaftspray einsprühen und auf mittlerer Stufe erhitzen. Die Eier mit etwas Salz bestreuen und unter gelegentlichem Rühren braten, bis sie stocken. Nehmen Sie die Eier heraus und stellen Sie sie beiseite.

Das Sesamöl in die Pfanne geben und den Brenner auf niedrige Stufe stellen. Frühlingszwiebeln, Zwiebeln und Knoblauch etwa 3 bis 4 Minuten unter häufigem Rühren anbraten, bis sie weich werden.

Den Brenner wieder auf mittlere/hohe Hitze stellen, dann Soja und Blumenkohlwürfel in die Pfanne geben. Knoblauch und Zwiebeln untermischen und zugedeckt weitere 5 bis 6 Minuten kochen, dabei häufig umrühren. "Der Reis ist fertig, wenn er innen ein wenig knusprig, aber noch weich ist.

Die Krabben und das Ei wieder in die Pfanne geben, gut vermischen und die Pfanne vom Herd nehmen. Die grünen Frühlingszwiebeln untermischen und servieren.

**Ergibt 4 Portionen.**

Lachs mit Zoodles

Wildlachs - 1 Pfund

Zucchini-Nudeln - 3 Tassen

Oliven - .75 Tasse

Traubentomaten - .75 Tasse

Knoblauch - 4 Nelken, zerdrückt

Rote Zwiebel - 1 kleine, in Scheiben geschnitten

Meersalz - 0,25 Teelöffel

Olivenöl - 6 Teelöffel

Za'atar - 1 Teelöffel

 (kann durch ein wenig getrockneten Thymian und Oregano ersetzt werden)

Frische Zitronenspalten

Schwarzer Pfeffer nach Bedarf

Schalten Sie den Backofen auf 400 Grad Fahrenheit ein.

Den Lachs mit etwa 1 Teelöffel Öl beträufeln und mit 1 Knoblauchzehe, Salz und Za'atar würzen. Za'atar ist in orientalischen Märkten und Fachgeschäften erhältlich, aber getrockneter Thymian und Oregano funktionieren genauso gut.

Den Fisch in die Mitte eines Backblechs legen.

Zucchini-Nudeln, restlichen Knoblauch, Oliven, Tomaten, Zwiebeln, Paprika und Öl mischen. Die Zucchini-Nudel-Mischung auf das Backblech geben und auslegen, dabei darauf achten, dass sie den Fisch nicht überlappt oder bedeckt.

Etwa 10 Minuten im Ofen braten, dann den Fisch aus dem Ofen nehmen und mit einer Zitronenspalte und ein wenig Salz servieren.

**Ergibt 3 Portionen.**

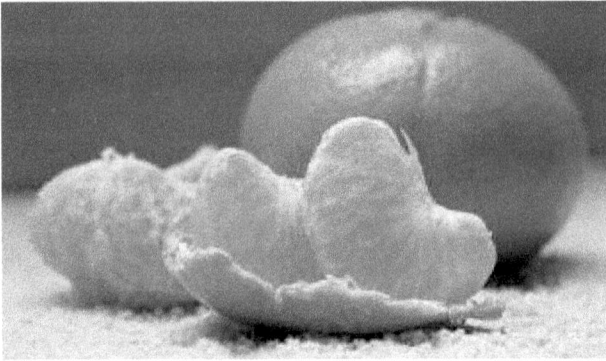

Gebratener Barsch und Tomaten

Streifenbarsch - 4 Filets à 6 Unzen

Heirloom-Tomaten - 3 mittelgroße, gewürfelt

Gemischte Oliven - .33 Tasse, entsteint und gehackt

Olivenöl - 6 Teelöffel

Dijon-Senf - 3 Teelöffel

Weißweinessig - 3 Teelöffel

Kapern - 3 Teelöffel

Knoblauchzehen - 1, gehackt

Optional Kräuter der Provence

Eine Mischung aus gehackten Kräutern wie Thymian, Petersilie,

Schnittlauch usw.

Meersalz nach Bedarf


Den Fisch unter kaltem Wasser säubern und die Fischfilets mit

einem Papiertuch abtrocknen. Die Filets auf einem Blech

ausbreiten und mit etwas Salz und Kräutern der Provence würzen.

Den Dijon-Senf auf dem Barsch verteilen.

Tomaten, Oliven, Kapern, Knoblauch, Essig, Olivenöl und etwa einen halben Teelöffel Meersalz gut miteinander verrühren und über den Fisch geben.

Auf niedriger Stufe etwa 5 Minuten grillen, dabei den Fisch im Auge behalten, da er schnell anbrennen kann. Dann die Pfanne umdrehen und 5 Minuten länger grillen oder bis die Tomaten zu karamellisieren beginnen und der Fisch gar ist.

Mit den Kräutern bestreuen und mit einer Salatbeilage servieren.

**Ergibt 4 Portionen.**

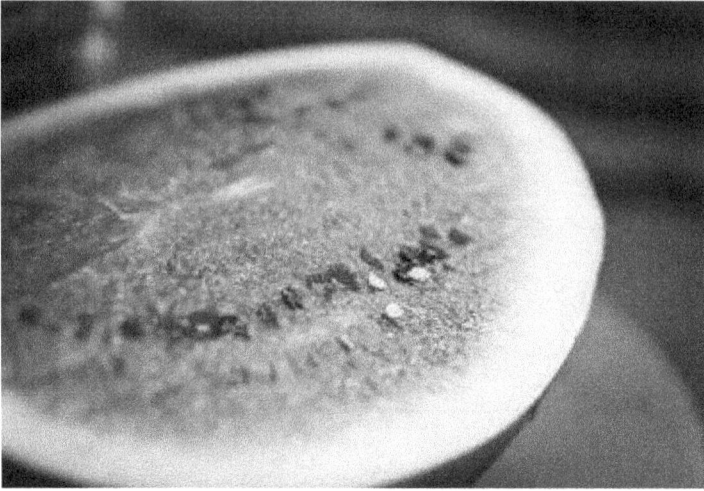

# Fleisch- und Geflügelgerichte

Hähnchen-Enchilada-Schüssel

**Koriander-Limetten-Blumenkohl-Reis:**

Chilipulver - 1 Teelöffel

Blumenkohl - 1 mittlerer Kopf, in Röschen zerteilt

Knoblauchpulver - 0,25 Teelöffel

Salz - 1,5 Teelöffel

Saft von 1 Limette

Koriander - 2 Esslöffel, gehackt

**Rotes Chile-Enchilada-Huhn:**
Rote Enchilada-Sauce - 8 Unzen Dose
Chilipulver - 2 Teelöffel
Hühnerbrüste - 4 ohne Knochen, ohne Haut

**Toppings:**
Gegrillter Mais
Schwarze Bohnen
Gewürfelte Tomaten
Koriander
Schwarze Oliven

Die rote Enchilada-Sauce, das Chilipulver und das Hähnchenfleisch im Topf des langsamen Kochers 4-6 Stunden lang auf niedriger Stufe kochen. Das Fleisch sollte zart und durchgegart sein.

Sobald das Hähnchen gar ist, mit 2 Gabeln das Hähnchen zerkleinern und in die Sauce mischen.

Den Blumenkohl mit kaltem Wasser abspülen und anschließend mit Papiertüchern abtrocknen.

Schneiden Sie den Blumenkohlkopf mit einem großen, scharfen Messer in zwei Hälften und entfernen Sie den Kern.

Weiter in Röschen zerteilen und in eine Küchenmaschine geben.

Den Blumenkohl so lange pürieren, bis er etwa so groß wie ein Reiskorn ist.

(Wenn Sie keine Küchenmaschine besitzen, können Sie den Blumenkohl auch von Hand mit einer Großlochreibe zerkleinern. )

Eine große Pfanne mit Kochspray einsprühen und auf mittlerer Stufe erhitzen.

Den gewürfelten Blumenkohl in die Pfanne geben und das Salz, das Knoblauchpulver und das Chilipulver hinzugeben.

Den Blumenkohlreis in der Pfanne etwa 4 Minuten anbraten, dabei gelegentlich umrühren.

Den gehackten Koriander und den Limettensaft unterrühren und eine weitere Minute kochen lassen.

Zuerst den Blumenkohlreis in die Schüssel schichten, dann das zerkleinerte Hühnerfleisch, den gegrillten Mais, die schwarzen Bohnen, die Oliven, die Tomatenwürfel und den Koriander darüber geben.

**Ergibt 4 Portionen.**

Truthahn-Taco-Schüssel

**Reis:**

Meersalz - 0,125 Teelöffel

Ungekochter brauner Reis - .75 Tasse

Schale von 1 Limette

**Türkei:**

Mageres Putenhackfleisch - 0,75 Pfund

Taco-Gewürz - 2 Esslöffel

**Salsa:**

Kirschtomaten - 1 Pint, geviertelt

Jalapeno - 1 gewürfelt

Rote Zwiebel - 0,25 Tasse, gewürfelt

Jalapeno - 1 gewürfelt

Meersalz - 0,125 Teelöffel

Saft von ½ Limette

Cheddar-Käse - 0,25 Tasse, geschreddert

Mais - 1 Dose à 12 Unzen, abgetropft und abgespült

Bereiten Sie den braunen Reis nach den Anweisungen auf der Packung zu, fügen Sie dem Wasser jedoch Salz und Limettenschale hinzu.

Braten Sie das Putenhackfleisch auf einer mittelstark beheizten Herdplatte an und mischen Sie dann das Taco-Gewürz unter. Lassen Sie den Truthahn kochen, bis er gebräunt ist. (etwa 10 Minuten)

Alle Zutaten für die Salsa in einer kleinen bis mittelgroßen Schüssel gut miteinander vermengen.

Zum Servieren gekochten Reis, Mais, Putenfleisch und Salsa übereinander schichten. Mit etwas geraspeltem Cheddar bestreuen und genießen.

**Ergibt 4 Portionen.**

Gegrillter Hähnchen-Wrap mit Caesar-Salat

Gegrilltes Hähnchen - 8 Unzen, in dünne Scheiben geschnitten

6 Tassen Grünkohl - 6 Tassen in kleine Happen geschnitten

Kirschtomaten - 1 Tasse, geviertelt

Olivenöl - 0,125 Tasse

Parmesankäse - 0,5 Tasse, fein zerkleinert

Limettensaft - 0,125 Tasse, frisch

Ei mit Pudding - .5

Honig - 1 Teelöffel

Dijon-Senf - 0,5 Teelöffel

Knoblauch - 1 Gewürznelke, gehackt

Tortillas - 2 große

Gemahlener schwarzer Pfeffer und Meersalz nach Bedarf

Ei, Senf, Honig, Knoblauch, Olivenöl und Zitronensaft mit dem Schneebesen zu einem Dressing verrühren, bis es sich gut verbindet. Nach Bedarf Pfeffer und Salz hinzufügen.

Hähnchen, Grünkohl, Tomaten und ¼ Tasse Parmesan zum Dressing geben und mischen, bis es gut bedeckt ist.

Die Tortillas auslegen und den Salat gleichmäßig darauf verteilen, dann mit ¼ Tasse Parmesankäse bestreuen.

Die Tortillas zu Wraps aufrollen und zum Servieren halbieren.

**Ergibt 2 Portionen.**

# Hühnerbratling

Spinat oder Grünkohl - 3 Tassen

Hähnchenbrust oder Schenkel - 1,5 Pfund

Kohl - .5 Kopf, gehackt

Koriander - 0,5 Tasse, frisch gehackt

Möhren - 3 Geraspelte

Grüne Zwiebeln - 6 Stück Gehackt

Avocadoöl - 3 Teelöffel

Kurkuma - 3 Teelöffel

Meersalz - 0,5 Teelöffel

Knoblauch in Pulverform - 1 Teelöffel

In einer großen Pfanne das Öl auf mittlerer Stufe erhitzen.

Das Hähnchen in 1-Zoll-Würfel schneiden und mit dem Öl anbraten. Braten Sie das Hähnchen etwa 6-8 Minuten oder bis es anfängt, braun zu werden. Gelegentlich umrühren.

Während das Huhn kocht, den Kohl in einer Küchenmaschine zerkleinern.

Wenn das Hähnchen bräunt und fast gar ist, die Hälfte des Kohls hinzufügen und umrühren. Wenn der Kohl anfängt zu kochen, den restlichen Kohl hinzufügen.

Wenn der Kohl gekocht und weich geworden ist, Knoblauchpulver, Kurkuma und Meersalz hinzugeben. Vermengen und dann die grünen Zwiebeln, den Spinat und die Karotten untermischen.

Bringen Sie den Brenner auf niedrige Stufe und rühren Sie die Mischung um, bis sie gut vermischt ist.

Die Hähnchenmischung etwa 2 bis 3 Minuten köcheln lassen, dann das Huhn vom Herd nehmen und mit Koriander bestreut servieren.

**Ergibt 4 Portionen.**

Zitronen-Kurkuma-Huhn

Hühnerbrühe - 1 Tasse
Hähnchenschenkel - 4 Stück mit Knochen, mit Haut
Knoblauch - 3 Nelken, gehackt
Paprika - 0,5 Teelöffel
Kurkuma - 1 Teelöffel

1 Zitrone

Schwarzer Pfeffer - 0,5 Teelöffel

Meersalz - 0,5 Teelöffel

Paprika - 0,5 Teelöffel

Kochspray oder Olivenöl

Frische gehackte Petersilie zum Garnieren

Schalten Sie den Ofen ein und backen Sie bei 375 Grad Fahrenheit.

Mischen Sie die Gewürze in einer kleinen Schüssel und würzen Sie die Schenkel auf beiden Seiten und unter der Haut.

Eine gusseiserne Pfanne auf mittlerer bis hoher Stufe erhitzen. Sobald die Pfanne heiß ist, etwa 2 Esslöffel Olivenöl erhitzen.

Lassen Sie das Öl heiß werden und legen Sie das Hähnchen mit der Hautseite nach unten in die Pfanne. Das Hähnchen etwa 4 Minuten lang unberührt garen lassen, dann umdrehen und auf der zweiten Seite genauso weitergaren.

Das Hähnchen aus der Pfanne nehmen und zum Ruhen beiseite stellen.

Die Pfanne vorsichtig ablöschen, indem die Hühnerbrühe hineingegossen wird und der Boden mit einem Plastikspatel oder einem nicht aus Metall bestehenden Löffel ausgekratzt wird, um die kleinen Stücke, die hängen geblieben sind, zu entfernen. Dann den Zitronensaft in die Brühe pressen, den Knoblauch hinzufügen und gut umrühren.

Das Fleisch wieder in die Pfanne geben und im vorgeheizten Ofen etwa eine halbe Stunde garen.

Nehmen Sie die heiße Pfanne vorsichtig aus dem Ofen und lassen Sie das Huhn etwa 5 Minuten ruhen.

Mit Grünzeug oder Wildreis servieren und mit frischer Petersilie garnieren.

**Ergibt 4 Portionen.**

Kurkuma-Limetten-Huhn

Hähnchenbrust - 6 Koteletts ohne Knochen, ohne Haut
Panko oder Vollkornbrotkrümel - 2 Tassen
Limetten - 4Halbiert
Knoblauch - 3 Nelken, gehackt

Bio-Eier - 2 große, leicht geschlagene
Koriander-2 Esslöffel
Pflanzenöl - 4,5 Esslöffel
Kurkuma - 1 Esslöffel
Pfeffer und Salz nach Bedarf

In die Oberseite jeder Hähnchenbrust 4 kleine Schnitte machen und beide Seiten mit Pfeffer und Salz würzen.

Limette, Knoblauch und Koriander in einer großen Schüssel vermengen und das Huhn zugedeckt bei Zimmertemperatur etwa 30 Minuten in der Marinade ziehen lassen.

In einer Schüssel die Eier verrühren. In einer anderen Schüssel Kurkuma mit den Semmelbröseln vermischen.

Jede einzelne Brust in das Ei tauchen, dann das Hähnchen in die gewürzten Semmelbrösel legen und damit bedecken.

Erhitzen Sie bei mittlerer Hitze etwa zwei Esslöffel Pflanzenöl in einer Pfanne und braten Sie die Hähnchenbrüste etwa 6-10 Minuten lang, wenden Sie sie und braten Sie sie weitere 6-10 Minuten. Achten Sie darauf, dass Sie die Hähnchenbrüste schubweise braten, damit die Pfanne nicht überfüllt ist.

Sobald das Hähnchen gar ist, auf einen mit Küchenpapier ausgelegten Teller legen, um überschüssiges Öl aufzusaugen.

Genießen Sie das Huhn mit gedünstetem Gemüse.

**Ergibt 6 Portionen.**

Frikadellen

Rinderhackfleisch - 2 Pfund
Koriander - 0,25 Tasse, verpackt
Knoblauch - 5 Gewürznelken, gepresst
Gemahlener Ingwer - 0,5 Teelöffel
Meersalz - 0,5 Teelöffel
Schale von 1 Limette

Schalten Sie den Ofen ein und backen Sie bei 350 Grad Fahrenheit.

Ein Blech mit Alufolie abdecken und beiseite stellen.

Mischen Sie alle Zutaten mit den Händen und formen Sie sie zu 12 gleich großen Kugeln.

Frikadellen 20 bis 25 Minuten backen, bis sie in der Mitte leicht rosa sind.

Die Fleischbällchen mit Meersalz bestreuen und mit einem grünen Salat servieren.

**Ergibt 4 Portionen.**


Speck-Cheeseburger-Auflauf

Rinderhackfleisch - 2 Pfund

Grüne Zwiebel - 1 Tasse, grob geschnitten

Süßkartoffel - 3 Tassen, gewürfelt

Kokosnusscreme - 0,5 von einer 13,5-Unzen-Dose

Nitratfreier Speck - 8 Scheiben, gekocht und zerkrümelt

Meersalz - 1 Teelöffel

Nährhefe - 1 Teelöffel

Kokosnussöl - 2 Esslöffel


Schalten Sie den Backofen auf 375 Grad Fahrenheit ein.

Den Speck nach Belieben zubereiten und abkühlen lassen.

Die Süßkartoffeln dämpfen, bis sie durchgekocht, aber nicht matschig sind. Sie können sie entweder im Wasserbad oder in der Mikrowelle mit etwas Wasser dämpfen, bis sie weich sind.

Das Kokosöl in einer gusseisernen Pfanne bei mittlerer Hitze schmelzen. Sobald das Öl erhitzt ist, das Rinderhackfleisch und ½ Teelöffel Meersalz hineingeben. Nach ein paar Minuten Garzeit die grüne Zwiebel und 2-1/2 Tassen der gedämpften Kartoffeln hinzugeben. Alles kochen, bis das Rindfleisch gebräunt ist und die Süßkartoffeln leicht karamellisieren.

Den gekochten Speck über die Hackfleischmischung bröckeln und umrühren, bis alles gut vermischt ist.

Die Dose Kokosnusscreme vor dem Öffnen etwa eine Minute lang schütteln. Die Hälfte davon in einen Mixer geben und die Hefe, ¼ Teelöffel Salz und die restliche Süßkartoffel hinzufügen. Pürieren, bis alles gut vermischt ist.

Die Sauce aus dem Mixer über die Hackfleischmischung gießen und die Pfanne für etwa 5 Minuten in den Ofen schieben.

Mit Essiggurken und roten Zwiebeln servieren.

**Ergibt 6 Portionen.**

## Rindfleisch und Brokkoli

Rinderbrühe - 1 Tasse

Entbeinter Rinderbraten - 1,5 Pfund, in dünne Streifen geschnitten

Natriumarme Sojasauce - .5 Tasse

Dunkelbrauner Zucker - 0,33 Tasse

Brokkoliröschen - 3 Tassen, gefroren

Knoblauch - 3 Nelken, gehackt

Speisestärke - 2 Esslöffel

Gekochter brauner Reis

Braunen Zucker, Sesamöl, Brühe, Sojasauce und Knoblauch verquirlen.

Legen Sie die Rindfleischstreifen in den langsamen Kocher oder verwenden Sie eine Einlage für den langsamen Kocher, um das Reinigen zu erleichtern.

Die Brühe-Mischung über das Rindfleisch gießen und vermengen, bis die Streifen gut bedeckt sind.

5 bis 6 Stunden auf niedriger Stufe in einem zugedeckten Slow Cooker kochen.

Kurz bevor das Rindfleisch gar ist, 4 Esslöffel der Sauce aus dem Topf nehmen und in einer kleinen Schüssel mit der Maisstärke verquirlen.

Den Brokkoli in den langsamen Kocher geben und langsam die Maisstärkemischung einrühren.

Weiter kochen, bis die Sauce eindickt, oder noch etwa 30 Minuten.

Mit dem braunen Reis servieren,

**Ergibt 4-6 Portionen.**


Schmorbraten

Hähnchenbraten - 3 Pfund
Wasser - .75 Tasse
Kartoffeln - 3 Geschält und gewürfelt
Möhren - 4 Geschält und in Scheiben geschnitten
Zwiebel - 1 geviertelt

Staudensellerie -2 Rippen, in Scheiben geschnitten

Olivenöl - 04,5 Teelöffel

Worcestershire-Sauce - 1 Esslöffel

Getrocknetes Basilikum - 1 Teelöffel

Rinderbrühe-Granulat - 1 Teelöffel

Gemahlener schwarzer Pfeffer und Salz nach Bedarf

Besprühen Sie den Topf Ihres Schongarers mit Antihaftspray, oder legen Sie eine Einlage ein.

Möhren, Kartoffeln, Sellerie und Zwiebeln in den Topf geben.

Erhitzen Sie das Öl in einem Topf auf mittlerer bis hoher Flamme.

Den Braten von allen Seiten mit Pfeffer und Salz bestreuen und in der Kasserolle anbraten.

Den Braten auf das Gemüse im langsamen Kocher legen.

Mischen Sie die Brühe, Worcestershire und Basilikum und gießen Sie die Mischung über das Fleisch und das Gemüse im Kochtopf.

Den Braten 10 Stunden lang zugedeckt auf niedriger Stufe garen, bis sich das Rindfleisch mit einer Gabel leicht zerteilen lässt.

**Ergibt 8 Portionen.**


Mandelbutter-Rindfleisch-Eintopf


Knochenbrühe - 5 Tassen

Rundes Steak - 2 Pfund, in 1,5-Zoll-Würfel geschnitten

Süßkartoffeln - 2 Tassen, gewürfelt

Karotten - 1 Tasse, gewürfelt

Zwiebel - 1 große, fein gehackte

Grüne Bohnen - 1,5 Tassen, grob zerkleinert

Tomaten - 1,5 Tassen, gewürfelt

Ungesüßte Mandelbutter - .5 Tasse

Meersalz - 0,5 Esslöffel

Kokosnussöl - 3 Teelöffel

Schwarzer Pfeffer - 0,25 Teelöffel

Lorbeerblätter - 2


Sprühen Sie den Langsamkocher zur leichteren Reinigung mit Kochspray ein.

Alle Zutaten auf der Zutatenliste, außer den grünen Bohnen, in den Topf des langsamen Kochers geben und mischen, bis alles gut vermischt ist.

Zugedeckt 6 bis 8 Stunden auf niedriger Stufe kochen.

Wenn nur noch eine halbe Stunde zu kochen ist, die grünen Bohnen einrühren. Nochmals zudecken und fertig kochen.

Die Lorbeerblätter herausnehmen und entsorgen. Heiß genießen.

**Ergibt 5-6 Portionen.**

Gebratene Leber und Pilze

Leber - 8 Unzen
Zuckerfreier, nitratfreier Speck - 8 Unzen
Champignons - 8 Unzen
Spinat - 2 bis 3 Handvoll
Knoblauch - 2 Nelken

Die Leber in dünne Scheiben schneiden und den Speck in kleine Stücke schneiden.

Eine gusseiserne Pfanne bei mittlerer Hitze erhitzen und die Speckstücke braten. Sobald er gar ist, den Speck aus der Pfanne nehmen und auf einem mit Küchenpapier ausgelegten Teller abtropfen lassen. Das Speckfett nicht wegschütten.

Die Knoblauchzehen hacken und in dem Speckfett braten, bis sie duften. Dabei häufig umrühren, damit nichts anbrennt.

Die Pilze hinzugeben und braten, bis sie gerade anfangen, braun zu werden. Dann den Spinat in die Pfanne geben und unter gelegentlichem Rühren weiterbraten, bis der Spinat zu welken beginnt. Den Spinat, die Pilze und den Knoblauch aus der Pfanne nehmen und in eine Schüssel geben, das Fett aber stehen lassen.

Die Leber vorsichtig in die gusseiserne Pfanne geben und im Fett anbraten, bis sie anfängt, braun zu werden, dann alle Zutaten wieder in die Pfanne geben und umrühren, bis sie gut vermischt sind.

**Ergibt 2 Portionen.**

Hühnerherzen mit Äpfeln und Karotten

Hühnerherzen - 2 Pfund gespült, gesäubert und in Viertel geschnitten

Weiße Zwiebel - 1 Medium, gehackt

Apfel - 1 mittelgroß, zerkleinert

Karotte - 1 mittelgroß, geraspelt

Olivenöl - 1 Esslöffel

Knoblauchzehen - 2, gehackt

Schwarzer Pfeffer und Meersalz nach Bedarf

Gehackte Frühlingszwiebeln und Petersilie zum Garnieren

Erhitzen Sie das Öl auf einem mittelstark beheizten Brenner auf Ihrer Herdplatte.

Die Karotten, den Knoblauch und die Zwiebel etwa 3 Minuten lang unter gelegentlichem Rühren kochen.

Die Hühnerherzen in die Pfanne geben und etwa 10-15 Minuten anbraten.

Sobald das Hähnchen anfängt, braun zu werden, Salz, Pfeffer und Apfel in die Pfanne geben und 2 weitere Minuten braten.

Auf eine Servierplatte geben und mit Frühlingszwiebeln und Petersilie garnieren.

**Ergibt 4 Portionen.**

## Marokkanisches Huhn

Zitronensaft - 2 Esslöffel
Hähnchenbrust - 1,5 Pfund
Olivenöl - 3Teelöffel
Kreuzkümmel in Pulverform - 2 Teelöffel
Ingwerpulver - 0,5 Teelöffel
Zimt in Pulverform - 1 Teelöffel
Paprika - 1 Teelöffel
Kurkuma - 0,5 Teelöffel
Cayennepfeffer - 0,125 Teelöffel
Koriander - 0,125 Teelöffel
Meersalz - 0,75 Teelöffel

Das Hähnchen in einer Schüssel mit dem Zitronensaft und dem Olivenöl beträufeln.

In einer anderen kleinen Schüssel das Salz und die Gewürze verrühren und das Hähnchen damit gleichmäßig bestreichen.

Das Huhn möglichst über Nacht im Kühlschrank marinieren, mindestens aber 2 Stunden in einer abgedeckten Schüssel.

Legen Sie das Hähnchen auf einen vorgeheizten, mittelheißen Grill. Lassen Sie das Hähnchen so lange auf dem Grill, bis Sie die Grillspuren sehen können, normalerweise etwa 5 Minuten.

Das Hähnchen von der direkten Flamme nehmen und bei schwacher Hitze etwa 15 bis 25 Minuten garen lassen. Gelegentlich wenden, bis das Hähnchen durchgegart ist.

Das Huhn auf einen Teller legen und vor dem Anschneiden oder Servieren etwa 5 Minuten ruhen lassen.

**Ergibt 4 Portionen.**

Lamm-Spieße

Kebab-Spieße
Lammschulter - 2 Pfund in 1" Würfel geschnitten
Knoblauch - 5 oder 6 Nelken
Frische Kräuter wie Koriander, Petersilie, frische Minze und Oregano - 2 Tassen
1 Esslöffel Meersalz - 1 Eßlöffel
Saft einer Zitrone

Für die Marinade alle Zutaten außer dem Lamm aus der Zutatenliste in den Krug eines Mixers geben und mixen, bis sie glatt ist.

Das Lammfleisch in eine Schüssel geben und die Marinade darüber leeren. Das Fleisch mit den Händen durchmischen, damit es vollständig bedeckt ist. Möglichst über Nacht oder mindestens 1 Stunde lang im Kühlschrank ziehen lassen.

Wenn Ihre Spieße aus Holz sind, weichen Sie sie vor der Verwendung in Wasser ein. Das Lammfleisch auf die Spieße stecken und auf dem Grill grillen oder drinnen grillen.

Die Spieße auf jeder Seite etwa 6 bis 7 Minuten braten.

Servieren Sie die Spieße mit Blumenkohlreis oder einem grünen Salat.

**Ergibt 6 Portionen.**

# Burger- und Hot Dog-Rezepte

<u>Süßkartoffel-Schwarzbohnen-Burger</u>

Quinoa - .5 Tasse

Süßkartoffel - 1 groß

Schwarze Bohnen - 1 Dose, abgetropft und abgespült

Koriander - 0,5 Tasse, gehackt

Rote Zwiebel - 0,5 Tasse, gewürfelt

Knoblauch - 2 Nelken, gehackt

Jalapeno - 0,5, entkernt und gewürfelt

Scharfe Cajun-Würze - 2 Teelöffel

Kreuzkümmel - 1 Teelöffel

Glutenfreies Hafermehl - 0,25 Tasse

Pfeffer und Salz nach Bedarf

Oliven- oder Kokosnussöl zum Kochen

Sprossen

Vollkorn-Hamburgerbrötchen - 6

**Für die Avocado-Koriander-Crema:**

Fettarme saure Sahne - .25 Tasse

Reife Avocado - 0,5 groß, gewürfelt

Limettensaft - 1 Teelöffel

188

Koriander - 2 Esslöffel, gehackt

Salz nach Bedarf

Ein Schuss scharfe Sauce, falls gewünscht

Die Quinoa in einem feinen Sieb mit Wasser übergießen, um sie gut abzuspülen.

In einem mittelgroßen Kochtopf 8 Unzen Wasser hinzufügen und erhitzen, bis es kocht.

Nach dem Aufkochen die Quinoa hineingeben, umrühren und weiter kochen, bis sie wieder kocht.

Sobald die Quinoa zu kochen beginnt, den Deckel auflegen und den Herd auf niedrige Hitze herunterschalten. Die Quinoa so lange kochen, bis sich kein Wasser mehr in der Pfanne befindet.

Den Topf vom Herd nehmen und die Quinoa mit einer Gabel auflockern.

Die Quinoa in einer großen Schüssel etwa 10 Minuten lang abkühlen lassen.

Die Süßkartoffel mehrmals mit einer Gabel einstechen und in der Mikrowelle garen, bis sie weich und durchgegart ist, etwa 3 bis 4 Minuten.

Die Süßkartoffel abkühlen lassen, dann die Schale entfernen.

Rote Zwiebel, Bohnen, Koriander, gekochte Süßkartoffel, Kreuzkümmel, Cajun-Gewürz und Knoblauch vermischen. In einem Mixer pürieren, bis die Mischung wenig bis keine Klumpen mehr hat. Achten Sie darauf, dass alle Zutaten, die beim Verarbeiten der Mischung an den Seiten der Schüssel kleben, mit eingearbeitet werden.

Die Süßkartoffelmischung zu den Quinoa geben und nach Bedarf pfeffern und salzen.

Quinoa und Süßkartoffel miteinander vermischen und langsam so viel Hafermehl hinzufügen, dass Patties entstehen.

Aus der Masse 6 Pastetchen formen.

Ein Backblech mit Pergamentpapier auslegen und alle Patties auf das Blech legen.

Die Pastetchen mindestens 30 Minuten im Kühlschrank aufbewahren, damit sie sich verbinden können.

In eine neue Schüssel oder eine gereinigte Küchenmaschine die gewürfelte Avocado, den Limettensaft, die saure Sahne und den Koriander geben und mixen, bis alles gut vermischt und alle Klumpen entfernt sind.

Nach Bedarf salzen und die Creme im Kühlschrank aufbewahren, bis die Burger servierfertig sind.

Kokos- oder Olivenöl in einer großen Pfanne bei mittlerer bis hoher Hitze erwärmen.

Die Patties etwa 3-4 Minuten auf jeder Seite anbraten. Die Patties sind fertig, wenn sie gebräunt sind.

Zum Servieren die Patties mit Sprossen und Avocadocreme auf Vollkornbrötchen legen.

**Ergibt 6 Portionen.**

Gegrillte Lachs-Burger

**Lachs-Burger:**

Lachsfilet - 1 Pfund

Mandelmehl - 0,5 Tasse

Bio-Ei - 1 Großes

Grüne Zwiebeln - 2 gehackt

Poblano-Paprika - 0,5, entkernt und gehackt

Salz - 0,5 Teelöffel

Frischer Zitronensaft - 1 Esslöffel

Gemahlener schwarzer Pfeffer - 0,25 Teelöffel

**Avocado-Salsa:**

Grüne Zwiebeln, 2 gehackt

Reife Avocado - 1 groß

Poblano-Paprika - 0,5, entkernt und gehackt

Salz - 0,25 Teelöffel

Frischer Zitronensaft - 1 Esslöffel

Gemahlener schwarzer Pfeffer - 0,25 Teelöffel

Das Lachsfilet mit einem Messer häuten und in kleine, mundgerechte Stücke schneiden.

Den Lachs in eine große Schüssel geben. Mandelmehl, Ei, Poblano, grüne Zwiebel, Zitronensaft, Pfeffer und Salz hinzufügen, gut vermengen und aus der Masse 4 Patties formen.

In einer anderen Schüssel die Zutaten für die Avocado-Salsa mischen, bis sie gut vermengt sind.

Braten Sie die Lachsburger auf jeder Seite etwa 3 bis 4 Minuten auf einem mittelstark erhitzten Grill. Achten Sie darauf, nicht zu lange zu grillen; die Mitte der Frikadelle soll sich gerade noch fest anfühlen.

Die Lachsburger mit der Avocado-Salsa belegen.

**Ergibt 4 Portionen.**

Gegrillte Karotten-"Hot Dogs"

Möhren - 8 Hot-Dog-große Möhren
Vollkorn-Hotdog-Brötchen - 8
Paprika - 0,5 Teelöffel
Flüssigrauch - 1,5 Teelöffel
Knoblauch in Pulverform - 0,5 Teelöffel
Pulverisierte Zwiebel - 0,5 Teelöffel
Gemahlener Senf - 0,25 Teelöffel

Die Möhren waschen und schälen.

Die Möhren kochen, bis sie knapp weich sind, etwa 5 bis 7 Minuten. Nicht zu lange kochen; sie sollen sich nicht mit der Gabel durchstechen lassen.

Während die Karotten kochen, die restlichen Zutaten für die Marinade verquirlen.

Die Karotten aus dem Topf nehmen und in einen Beutel geben. Die Marinade über die Karotten geben und mindestens 2 bis 3 Stunden im Kühlschrank ziehen lassen.

Nach dem Marinieren sollten die Karotten 5 bis 7 Minuten gegrillt werden, bis sie durchgegart sind und Grillspuren zu sehen sind.

Legen Sie den Karottenhund in ein Brötchen und belegen Sie ihn mit Ihrem Lieblingsbelag.

**Ergibt 8 Portionen.**

Hähnchen-Zucchini-Burger

Hähnchenbrust - 1 Pfund
1 große gewürfelte Zucchini - 1 große, gewürfelt

Frühlingszwiebeln - 2 Fein gehackt

Eine große Handvoll frische Petersilie

Knoblauch - 1 Gewürznelke, zerdrückt

Mandeln - 3 Esslöffel, gemahlen

Paprika - 1 Teelöffel

Kokosnussöl - 1 Esslöffel

Pfeffer und Salz nach Bedarf

Geben Sie alle Zutaten auf der Zutatenliste außer dem Öl in Ihre Küchenmaschine. Verarbeiten und kombinieren.

Sobald die Mischung glatt ist und zusammenklebt, fetten Sie Ihre Hände ein und formen Sie die Mischung zu 4 Pastetchen.

Eine antihaftbeschichtete Pfanne auf mittlerer Stufe erhitzen und das Öl hineingeben.

Jeweils 2 Patties auf beiden Seiten etwa 3 bis 4 Minuten braten. Die Patties sind fertig, wenn sie goldbraun geworden sind.

Servieren Sie die Patties auf einem grünen Salat oder auf glutenfreien/Vollkornbrötchen.

**Ergibt 4 Portionen.**

Lamm-Lauch-Burger

Lammhackfleisch - 1 Pfund
Lauch - 0,5 Tasse, gehackt
Feines Meersalz - 0,5 Teelöffel
Kokosnussöl - 1 Esslöffel
Knoblauchpulver - 0,5 Esslöffel

**Zitronencreme:**
Kokosnusscreme - 0,5 Tasse
Zitronenschale - 1 Esslöffel

In einer Pfanne 1,5 Teelöffel Kokosöl auf mittlerer Stufe erhitzen und den Lauch etwa 3 bis 5 Minuten braten, bis er weich ist.

Geben Sie den Lauch in eine Schüssel und lassen Sie ihn abkühlen.

Das Lammfleisch, das Öl, den Knoblauch, das Salz und den abgekühlten Lauch in eine große Schüssel geben und mit den Händen mischen, bis alles gut vermischt ist.

Aus der Lammfleischmischung 4 Patties formen.

Das restliche Kokosöl in die Pfanne geben und alle Patties bei mittlerer Hitze etwa 5 Minuten pro Seite braten, bis die Patties gebräunt sind.

In einem kleinen Mixer die Schale und die Sahne vermischen.

Die Patties mit der Zitronencreme bestreichen und mit Wildreis oder Grünzeug oder auf einem glutenfreien Brötchen servieren.

**Ergibt 4 Portionen.**


Kräuter-Burger

Rinder- oder Bisonhackfleisch - 1 Pfund
Getrockneter Thymian - 0,75 Teelöffel
Getrockneter Salbei - 0,5 Teelöffel
Meersalz - 0,5 Teelöffel
Getrockneter Rosmarin - 0,25 Teelöffel

Mischen Sie mit den Händen alle Zutaten aus der Zutatenliste in einer großen Schüssel zusammen. Gut mischen.

Aus der Masse 4 gleichmäßig große Patties formen und etwa 30 Minuten ruhen lassen.

In einer antihaftbeschichteten Bratpfanne auf jeder Seite etwa 3 bis 5 Minuten bei mittlerer Hitze braten.

Mit Grünzeug oder auf einem glutenfreien Vollkornbrötchen servieren.

**Ergibt 4 Portionen.**

Zimt-Schieber

Rinderhackfleisch - 2 Pfund
Zimt - 2 Teelöffel
Meersalz - 1 Teelöffel

In einer großen Schüssel alle Zutaten mit den Händen vermengen.

Sobald die Zutaten gut vermischt sind, 8 Patties formen und bei mittlerer/hoher Hitze auf dem Herd etwa 6 bis 11 Minuten braten. Die Patties umdrehen und weitergaren, bis sie auf beiden Seiten gebräunt sind.

Auch auf dem BBQ-Grill zubereitet ein Genuss!

**Ergibt 8 Portionen.**

<u>Veggie-Burger</u>

Schwarze Bohnen - 3 Tassen, gespült, abgetropft und gekocht

Cashews - 1 Tasse

Wasser - .5 Tasse

Brauner Reis - 1,5 Tassen, gekocht

Petersilie - 0,5 Tasse, gehackt

Karotten - 1,5 Tassen, zerkleinert

Glutenfreies Paniermehl - 1 Tasse

Gemahlener Flachs - 0,25 Tasse

Grüne Zwiebeln - 0,33 Tasse

Mischen Sie den Flachs und das Wasser, bis es sich vermischt hat, und stellen Sie es bis zur Verwendung beiseite.

Die schwarzen Bohnen in einer großen Schüssel mit einer Gabel zerdrücken, bis sie eine Paste bilden, aber noch etwa ¼ der Bohnen ganz lassen.

Die Cashewkerne in einer Küchenmaschine zerkleinern, bis sie die Größe von Brotkrümeln erreicht haben. Cashews, Leinsamenmischung und alle übrigen Zutaten in die große Schüssel mit den schwarzen Bohnen geben und mit einem Holzlöffel verrühren, bis die Mischung gut vermischt ist.

Verwenden Sie etwa ½ Tasse der Mischung, um jeden Fladen etwa ¾" dick zu formen.

Bei mittlerer Hitze etwa 2 bis 3 Esslöffel Öl erhitzen.

Braten Sie die Patties in 4er-Gruppen 3 bis 4 Minuten pro Seite, bis sie knusprig und goldgelb sind.

Die Patties auf einen mit Papiertüchern ausgelegten Teller legen. Das überschüssige Fett abtropfen lassen.

Servieren Sie jedes Patty auf einem glutenfreien Brötchen mit Ihrem Lieblingsbelag.

**Ergibt 12 Portionen.**

Hähnchen-Burger

Minzblätter - 1 Tasse, lose verpackt

Hühnerfleisch - 1 Pfund

Gelbe Zwiebel - 1 Medium, fein gewürfelt

Kokosnussmehl - 2 Esslöffel

Zitronenschalen - 1 Esslöffel

Gemahlener Ingwer - 2 Teelöffel

Kurkuma - 1 Teelöffel

Salz - 0,75 Teelöffel

Zitronensaft - 1 Esslöffel


Schalten Sie den Backofen auf 390 Grad Fahrenheit ein.

Ingwer, gemahlenes Hühnerfleisch, Zitronensaft und -schale, Minzblätter, Kurkuma und Salz hinzufügen und in einer Küchenmaschine verarbeiten, bis alles gut vermischt ist.

Nach dem Hinzufügen des Mehls zur Mischung erneut verarbeiten.

Aus der Masse 18 kleine Burger formen und auf einem gefetteten Backblech etwa 20 Minuten backen.

**Ergibt 18 Frikadellen.**

## Fischfrikadellen

Sardinen - 1 Dose à 3,75 Unzen, abgetropft

Wildlachs - 1 abgetropfte Dose à 14,75 Unzen

Bio-Ei - 1 Großes

Kokosnussöl - 2,25 Esslöffel

Leinsamenmehl - 2 Esslöffel, gemahlen

Dijon-Senf - 1,25 Teelöffel

Rote Zwiebel - 2 Esslöffel, gewürfelt

Paprika - 0,5 Teelöffel

Frischer Dill - 2 Esslöffel, gehackt

Meersalz - 0,5 Teelöffel

Kurkuma - 0,25 Teelöffel

Gemahlener schwarzer Pfeffer

Lassen Sie den Lachs und die Sardinen zunächst gut abtropfen und entfernen Sie dann alle großen Haut- und Knochenstücke vom Lachs.

Den Fisch und alle anderen Zutaten auf der Zutatenliste, außer dem Öl, in einen Mixer oder eine Küchenmaschine geben. Die Zutaten miteinander vermischen.

Sobald die Masse glatt und gut vermischt ist, 3 Teelöffel Kokosnussöl in einer großen Pfanne bei mittlerer bis starker Hitze erwärmen.

Geben Sie einen großen Esslöffel der Fischmischung in die erhitzte Pfanne und drücken Sie sie mit dem Spatel leicht flach.

Die Bratpfanne abdecken und den Brenner auf mittlere Hitze herunterschalten. Ungefähr 3 bis 4 Minuten weiterbraten lassen. Den Deckel abnehmen, die Pastetchen umdrehen, wieder abtupfen und die andere Seite weitere 2 bis 3 Minuten braten. Auf einen mit Papiertüchern ausgelegten Teller geben und den Vorgang für die restliche Fischmischung wiederholen.

**Ergibt 10-11 Burger.**

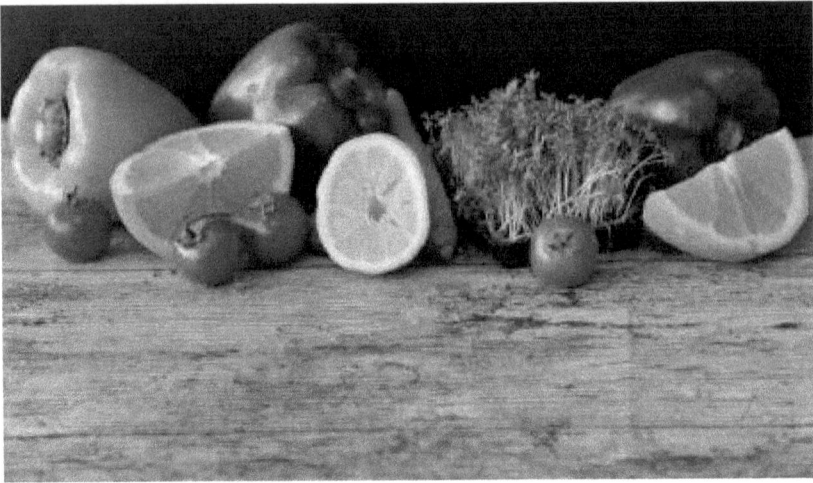

# Gewürze, Saucen und Dressings

### Kurkuma-Tahini-Dressing

Wasser - .33 Tasse

Tahini - 0,25 Tasse

Knoblauch - 1 kleine Gewürznelke, fein gehackt

Apfelessig - 3 Teelöffel

Tamari - 3 Teelöffel

Zitronensaft - 3 Teelöffel, frisch gepresst

Kurkuma - 0,75 Teelöffel

Ahornsirup - 0,5 Teelöffel

Ingwer - 1 Teelöffel, fein gerieben

Alle Zutaten verquirlen, bis sie gut vermischt sind.

Im Kühlschrank in einem gut verschlossenen Glasgefäß nicht länger als 5 Tage aufbewahren.

Karottenketchup

Karotte - 12 Unzen

Rote Bete - 6 Unzen, gehackt

Honig - .125 Tasse

Apfelsaft ohne Zuckerzusatz - .25 Tasse

Apfelessig - 1,75 Esslöffel

Meersalz -.5 Teelöffel

Pulverisierte Zwiebel - 0,5 Teelöffel

Ingwerpulver - 0,25 Teelöffel

Knoblauchpulver - 0,25 Teelöffel

Legen Sie einen Dämpfkorb über einen großen Topf und füllen Sie Wasser bis etwa einen Zentimeter unter den Dämpfeinsatz.

Rote Bete und Karotten in den Korb geben und das Wasser zum Kochen bringen. Sobald das Wasser kocht, den Brenner auf niedrige/mittlere Stufe herunterschalten und weitere 12-15 Minuten zugedeckt kochen lassen.

Sobald das Gemüse weich ist, nehmen Sie es aus dem Dampfgarer und geben es zusammen mit den restlichen Zutaten in einen Mixer. Pürieren und mixen, bis eine glatte Sauce entsteht.

Den "Ketchup" in einen kleinen Topf geben und auf kleiner Flamme 18-20 Minuten bei mittlerer Hitze köcheln lassen.

"Ketchup" kann in einem gut verschlossenen Glasgefäß nicht länger als 3 Tage im Kühlschrank aufbewahrt werden. Oder im Gefrierschrank aufbewahren und bei Bedarf auftauen.

Knoblauch-Artischocken-Aufstrich

Artischockenherzen - 2 Tassen
Kokosnussöl - .125 Tasse
Knoblauch - 4 Nelken, gehackt
Zitronensaft - 0,5 Esslöffel, frisch gepresst
Meersalz - 0,25 Teelöffel
Getrockneter Oregano - 0,5 Esslöffel

Schalten Sie den Backofen auf 400 Grad Fahrenheit ein.

Alle in der Zutatenliste aufgeführten Zutaten mischen und in eine kleine Glasbackform geben.

Ein Blatt Alufolie darüber legen und den Aufstrich 45 bis 50 Minuten im Ofen backen, dabei nach der Hälfte der Zeit einmal umrühren.

Nehmen Sie den Aufstrich aus dem Ofen und lassen Sie ihn abkühlen. Dann den Aufstrich in die Küchenmaschine geben und zu einem stückigen Aufstrich verarbeiten.

**Ergibt 4 Portionen.**

Guacamole

Avocados - 5
Weißweinessig - 1 Esslöffel
Feines Meersalz - 1 Teelöffel
Saft einer Zitrone - 1
Pulverisierte Zwiebel - 1,5 Teelöffel
Knoblauch in Pulverform - 1,5 Teelöffel

Den Kern der Avocados entfernen und in Viertel schneiden.

Das Avocadofleisch in einen Mixer geben und Knoblauch, Essig, Zwiebel, Zitronensaft und Meersalz hinzufügen.

So lange pürieren, bis alle Zutaten gut vermischt sind, dabei an der Seite abkratzen.

Schmecken Sie die Mischung ab und passen Sie die Gewürze entsprechend an.

Sobald alles gut vermischt ist, die Guacamole in einen luftdichten Behälter füllen.

Kann in einem verschlossenen Glas bis zu 7 Tage im Kühlschrank aufbewahrt werden oder in einem gefriersicheren Behälter monatelang eingefroren werden.

**Ergibt 5-6 Tassen.**

Nachtschattenfreie Salsa

Rote Bete - .33 Tasse abgetropft und gespült
Karotten - 1 Dose à 14,5 Unzen, abgetropft und gespült

Weiße Zwiebel - 1 kleine

Meersalz - 0,5 Teelöffel

Limettensaft - 2 oder 3 Esslöffel, frisch gepresst

Koriander - 0,5 Bund, abgespült

Alle Zutaten auf der Zutatenliste in einem Mixer pürieren, bis sie gut vermischt, aber noch etwas stückig sind.

Gekühlt servieren.

**Ergibt 2 Tassen.**

Kurkuma-Sauerkraut

Kohl - 1 mittlerer Kopf

Kurkuma - 2,5 Teelöffel

Knoblauch - 1 große Gewürznelke, gerieben

Feines Meersalz - 0,5 Esslöffel

Jalapeno - 0,5, klein gewürfelt

Den Kohl waschen und ein großes Blatt von der äußeren Schicht abreißen und beiseite stellen.

Den Kohl in eine große Schüssel raspeln oder mit einer Mandoline zerkleinern.

Den Kohl mit Handschuhen massieren und alle anderen Zutaten untermischen, dabei den Kohl leicht auspressen, damit der Saft austritt.

Nach einigen Minuten des Massierens der Zutaten in der Schüssel sollte der Kohl auf etwa die Hälfte seines Volumens geschrumpft sein.

Das Sauerkraut und die Flüssigkeit in ein Glasgefäß geben und fest verschließen. Packen Sie das Kraut so ein, dass zwischen der Mischung und dem Deckel des Glases etwa ein Zentimeter Platz bleibt. Drücken Sie das Sauerkraut weiter nach unten, damit die Flüssigkeit über dem Kraut aufsteigt.

Legen Sie das große Kohlblatt, das Sie beiseite gelegt hatten, oben auf das Glas, damit das Sauerkraut unter der Flüssigkeit bleibt. Schneiden Sie das Blatt bei Bedarf ab.

Verschließen Sie das Glas fest und stellen Sie es an einen sonnigen Platz auf Ihrer Arbeitsplatte.

Jeden Tag den Deckel öffnen, um den Druck abzulassen, und wieder verschließen.

Lassen Sie ihn ein oder zwei Wochen auf der Theke stehen, damit er gärt, bis er den gewünschten Geschmack erreicht.

Das Sauerkraut sollte sprudelnd und sauer schmecken.

**Ergibt 8 Portionen.**


Kurkuma-Dressing

Zitronensaft - 0,125 Tasse
Natives Olivenöl extra - 0,25 Tasse
Gemahlene Kurkuma - 1 Teelöffel
Roher Honig - 2 Teelöffel
Avocado - .5
Meersalz - 0,25 Teelöffel


Alle Zutaten in einem Mixer verrühren. Durch die Avocado wird das Dressing oder der Dip dicker. Hinzufügen, bis die gewünschte Konsistenz erreicht ist.

## Himbeer-Vinaigrette

Olivenöl - 0,75 Tasse

Wasser - .25 Tasse

Apfelessig -.25 Tasse

Getrocknetes Basilikum - 1 Teelöffel

Himbeeren - .5 Tasse (frisch oder gefroren)

Feines Meersalz - 1 Teelöffel

Alle Zutaten aus der Zutatenliste in einen Mixer geben und mixen, bis sie eine glatte Konsistenz haben.

## Avocado-Dill-Sauce

Avocado - 1

Saft einer Zitrone - .5

1Knoblauch - 1 Gewürznelke

Ein Bündel Dill

Die Avocado schälen und den Kern entfernen. Den Dill hacken, den Knoblauch pressen und alle in der Zutatenliste aufgeführten Zutaten in einen Mixer geben.

Im Mixer verarbeiten, bis die Sauce glatt ist.

## Goldener Hummus

Kichererbsen - 1 Dose à 15 Unzen, abgetropft

Saft einer Zitrone - 1 Medium

Ingwer - 0,5 Esslöffel, gerieben

Olivenöl - 1,5 Esslöffel

Tahini - 3 Esslöffel

Kurkuma - 0,5 Teelöffel, gerieben

Kurkuma - 0,25 Teelöffel, gemahlen

Knoblauch - 2 Nelken, gehackt

Feines Meersalz - 0,25 Teelöffel

Eine Prise Cayennepfeffer

Alle in der Zutatenliste aufgeführten Zutaten in einen Mixer geben und so lange mixen, bis die Masse glatt ist.

Den Hummus probieren und bei Bedarf nachwürzen.

In einem luftdicht verschlossenen Behälter 3 bis 4 Tage im Kühlschrank aufbewahren.

## Kokosnuss-Milch-Ranch-Dressing

Kokosnusscreme - 1 Dose (die Zutaten sollten nur aus
Kokosnuss und Wasser bestehen)

Schalotten - 2 Esslöffel, gehackt

Schnittlauch - 0,125 Tasse, gehackt

Apfelessig - 2,25 Esslöffel

Basilikum - 1,5 Esslöffel, gehackt

Dill - 2,75 Teelöffel, gehackt

Petersilie - 2 Esslöffel, gehackt

Feines Meersalz - 0,75 Teelöffel

Knoblauch - 1 Gewürznelke, gehackt

Öffnen Sie die Kokosnusscreme und schöpfen Sie die Creme aus,
so dass das Wasser in der Dose bleibt.

Die Sahne mit den 4 Esslöffeln des Kokoswassers verquirlen.

Sobald alles gut vermischt ist, geben Sie die restlichen Zutaten
aus der Zutatenliste in die Schüssel und verrühren sie, bis sie
gut vermischt sind.

Vor dem Servieren mindestens 30 Minuten im Kühlschrank
aufbewahren, damit sich die Aromen verbinden können.

Senf

Apfelessig - .25 Tasse

Roher Honig - 1 Esslöffel

Gemahlener Senf - 0,5 Tasse

Feines Meersalz - 0,25 Teelöffel

Gemahlene Kurkuma - 0,25 Teelöffel

Alle Zutaten in einer kleinen Rührschüssel gut miteinander verrühren.

Kann in einem gut verschlossenen Gefäß im Kühlschrank aufbewahrt werden.

Scharfe Soße

Apfelessig - .25 Tasse

Tomatenmark - 1 Esslöffel

Wasser - .25 Tasse

Paprika - 0,25 Teelöffel

Cayennepfeffer - 0,5 Teelöffel

Feines Meersalz - 0,25 Teelöffel

Flocken von rotem Pfeffer - 0,125 Teelöffel

Knoblauchpulver - 0,125 Teelöffel

Rühren Sie in einer Rührschüssel alle in der Zutatenliste aufgeführten Zutaten zusammen, bis sie gut miteinander verbunden sind.

Kann in einem gut verschlossenen Gefäß im Kühlschrank aufbewahrt werden.

Mayonnaise

Bio-Ei - 1 Großes
Avocadoöl - 8 Unzen
Apfelessig - 1,5 Esslöffel
Dijon-Senf - 1,25 Teelöffel
Feines Meersalz - 0,25 Teelöffel

Essig, Senf-Ei und Meersalz in einem Mixer verrühren.

Das Avocadoöl langsam durch den Trichter träufeln, während der Mixer läuft, und weiter mixen, bis es eindickt.

Sobald das Avocadoöl gut vermischt ist, die Mayo in ein luftdicht verschließbares Glas füllen und im Kühlschrank aufbewahren.

## Pesto aus Löwenzahn

Löwenzahnblätter - 2 Tassen, zerkleinert und lose verpackt
Pinienkerne - .5 Tasse
Parmesankäse - 0,25 Tasse, frisch gerieben
Olivenöl - 4 Unzen
Knoblauchzehen - 3Zerkleinert
Zitronensaft - 1 Esslöffel
Meersalz - 0,5 Teelöffel
Zitronenschale - 1 Esslöffel
Kurkumapulver -1 Teelöffel

Alle Zutaten aus der Zutatenliste, mit Ausnahme des Käses, in einen Mixer geben und zu einer glatten Masse verarbeiten.

Wenn das Pesto zu dickflüssig ist, fügen Sie etwas Olivenöl hinzu, bis es die gewünschte Konsistenz erreicht hat.

Den Parmesan untermischen und noch einmal pürieren, bis die Masse glatt ist.

In einem luftdicht verschlossenen Behälter im Kühlschrank nicht länger als 72 Stunden aufbewahrt werden.

# Smoothies und Getränke

## Grüner Smoothie

Banane - 1 gefroren und in Scheiben geschnitten

Frischer Grünkohl - .75 Tasse

Ungesüßte Nussmilch - 8 Unzen

Kurkuma - .25", geschält und in Scheiben geschnitten

Frischer Ingwer - 0,25", geschält und in Scheiben geschnitten

Chiasamen - 0,5 Teelöffel

Gemahlener Zimt - 0,25 Teelöffel

Leinsamen - 0,5 Teelöffel

Geben Sie alle Zutaten in Ihren Mixer und mixen Sie sie. Sobald sie gut eingearbeitet und verflüssigt sind, in Ihr Glas gießen und genießen.

## Kirsche-Banane-Smoothie

Bio-Kirschen - 1 Tasse

Reife Bananen - 2

Babyspinat - 1 Tasse

Kokosnusswasser - .75 Tasse

Ingwer - 1 Teelöffel, frisch gerieben

Kurkumapulver - 0,5 Teelöffel

Vorgetränkte Chiasamen - 0,75 Teelöffel

Zimtpulver - 0,25 Teelöffel

Alle Zutaten in einem Mixer zu einer glatten Masse verarbeiten.

Kirsche-Mango-Smoothie

Süßkirschen - 1 Tasse, gefroren

Mango - 1 Tasse, gefroren

Wasser - .5 Tasse

Wasser - .75 Tasse

Zuerst die Kirschen und die Mangos in getrennte Schüsseln geben und auftauen lassen.

Geben Sie die Kirschen und 4 Unzen Wasser in Ihren Mixer und pürieren Sie alles.

Sie können eine zusätzliche ¼ Tasse Wasser hinzufügen, wenn Sie es etwas verdünnen möchten, und es dann in ein Glas gießen.

Den Mixer ausspülen und die Mango und das restliche Wasser hinzufügen. So lange pürieren, bis die Masse glatt ist, und bei Bedarf weiteres Wasser hinzufügen.

In ein Glas über die Kirschschicht gießen.

Blaubeer-Smoothie

Mandelmilch - 1 Tasse

Banane - 1 gefroren

Heidelbeeren - 1 Tasse, gefroren

Spinat - 2 Handvoll

Zimt - 0,25 Teelöffel

Mandelbutter - 1 Esslöffel

Cayennepfeffer - 0,125 Teelöffel

Geben Sie die Zutaten in Ihren Mixer und verarbeiten Sie sie. Sobald sie glatt sind, in die Tassen füllen und genießen.

Goldene Milch

Leichte Kokosnussmilch - 1,5 Tassen

Ungesüßt, Nussmilch - 1,5 Tassen

Ingwerpulver - 0,25 Teelöffel

Kurkumapulver - 0,5 Esslöffel

Zimtpulver - 0,25 Teelöffel

Kokosnussöl - 1 Esslöffel

Süßungsmittel nach Wahl, z. B. Kokosblütenzucker, Ahornsirup usw.

Verquirlen Sie die Zutaten in einem kleinen Topf und erwärmen Sie sie auf einer mittelstark beheizten Herdplatte.

Häufig weiterschlagen, bis sich die Milch heiß anfühlt, aber nicht kocht.

Den Herd ausschalten und die Zutaten je nach Bedarf anpassen.

Die Zimtstange entfernen und sofort servieren.

**Ergibt 2 Portionen.**

Heiße Kurkuma-Schokolade

Ungesüßte Mandelmilch - 1 Tasse

Ungesüßtes Kakaopulver - 1,5 Esslöffel

Kokosnussöl - 2 Teelöffel

Honig - 2 Teelöffel

Gemahlene Kurkuma - 1 Teelöffel

Eine Prise Cayennepfeffer

Eine Prise gemahlener schwarzer Pfeffer


Die Milch in einen Topf gießen und Kakao, Kokosöl und Kurkuma hinzufügen. Mit dem Schneebesen verrühren und zum Kochen bringen.

Die Pfanne vom Herd nehmen und den Pfeffer und den Cayennepfeffer hinzugeben.

Vor dem Servieren 2 Minuten ruhen lassen.


Rote Bete-Kirsch-Smoothie


Rote Bete - 2 kleine, verzehrfertige, geviertelte

Ungesüßte Vanille-Mandelmilch - 10 Unzen

Banane - .5 Gefroren

Entsteinte Kirschen - 0,5 Tasse, gefroren

Mandeln - 1 Esslöffel

Mischen Sie alle Zutaten in Ihrem Mixer. Sobald die Zutaten gut gemischt und verflüssigt sind, sind sie servierfertig.

## Ananas-Smoothie

Ananasstücke - 1,5 Tassen, aus dem Gefrierschrank

Kokosnusswasser - 1,25 Tasse

Orange - 1 geschält

Frischer Ingwer - 1 Esslöffel, fein gehackt

Gemahlene Kurkuma - 1,25 Teelöffel

Schwarzer Pfeffer - 0,25 Teelöffel

Chia-Samen - 0,75 Teelöffel

Mischen Sie alle Zutaten in Ihrem Mixer.

Sobald er glatt ist, kann er serviert werden.

## Griechischer Joghurt-Smoothie

Ungesüßte Mandelmilch - 1 Tasse

Babyspinat - .25 Cu

Einfacher griechischer Joghurt - .5 Tasse

Heidelbeeren - .25 Tasse, frisch oder gefroren

Mandelbutter - 1 Esslöffel

Eiswürfel - 3 oder 4

Mischen Sie die Zutaten in einem Mixer zusammen.

Sobald er glatt ist, kann er serviert werden.

Kakao-Smoothie

Kokosnussmilch - 1 Tasse
Kakao-Pulver - 3 Esslöffel
Himbeeren - 1,25 Tasse, gefroren
Gefiltertes Wasser - .5 Tasse
Banane - 1
Honig - 1 Esslöffel
Babyspinat - .75Tasse

Kombinieren Sie die Zutaten in einem Mixer. Sobald es sich verflüssigt hat und gut vermischt ist, in Tassen füllen.

Sofort servieren.

Goldener Milchkaffee

Mandelmilch - 2 oder 3 Tassen

Vanilleextrakt - 0,25 Teelöffel

Ahornsirup - 3 Esslöffel

Zimtpulver - 0,25 Teelöffel

Kurkumapulver - 0,66 Esslöffel

Ingwerpulver - 0,25 Teelöffel

Eine Prise gemahlener schwarzer Pfeffer

Eine Prise gemahlener Kardamom

Kombinieren Sie die Zutaten in einer Cocktail- oder Shakerflasche.

Schütteln, bis alles gut vermischt ist, und über Eis gießen.

Verwenden Sie 2 Tassen Milch für ein süßeres Gewürzgetränk oder 3 Tassen für ein milderes Getränk.

Goldener Milchshake

Ungesüßte Mandelmilch - 2 Tassen

Mandelbutter - 2 Esslöffel

Roher Honig - .125 Tasse

Kokosnussöl - 3 Teelöffel

Zimt in Pulverform - 0,33 Esslöffel

Kurkumapulver - 1,5 Esslöffel

Ingwerpulver - 0,5 Teelöffel
Eine Prise schwarzer Pfeffer

Geben Sie alle Zutaten in einen Mixer und beginnen Sie mit 1/3 des Honigs und fügen Sie mehr hinzu, wenn Sie einen süßeren Milchshake wünschen.

Glatt pürieren und sofort servieren.

Für einen dickeren Milchshake die Milch vor dem Mixen in Eiswürfelbehältern einfrieren.

Karotten-Ingwer-Smoothie

Karotten - 3 Tassen,.5 gerieben
Normaler Joghurt - .25 Tasse
Kokosnussmilch - 1 Tasse
Geriebener Ingwer - 1
Eine Handvoll Eis
Honig - Esslöffel

Alle Zutaten in einem Mixer zu einer glatten Masse verarbeiten.

## Sauerkirsch-Smoothie

Sauerkirschen - 1 Tasse, gefroren

Wasser - 8 Unzen, gefiltert

Eis - .5 Tasse

Sauerkirschsaft, 4 Unzen

Apfel - 1Halbiert, Kerngehäuse entfernt

Geschälte Orange - 1

Banane - 1 gefroren

Alle Zutaten zusammen mixen, bis sie völlig glatt sind.

## Power-Smoothie

Vanille Griechischer Joghurt - .5 Tasse

Orangensaft - 1 Tasse, frisch gepresst

Vollkornhaferflocken - .25 Tasse

Babyspinat - 3 Tassen

Heidelbeeren - 1,5 Tassen, gefroren

Eis - 1 Tasse

Banane - 1

Alle Zutaten in einem Mixer zu einer glatten Masse verarbeiten.

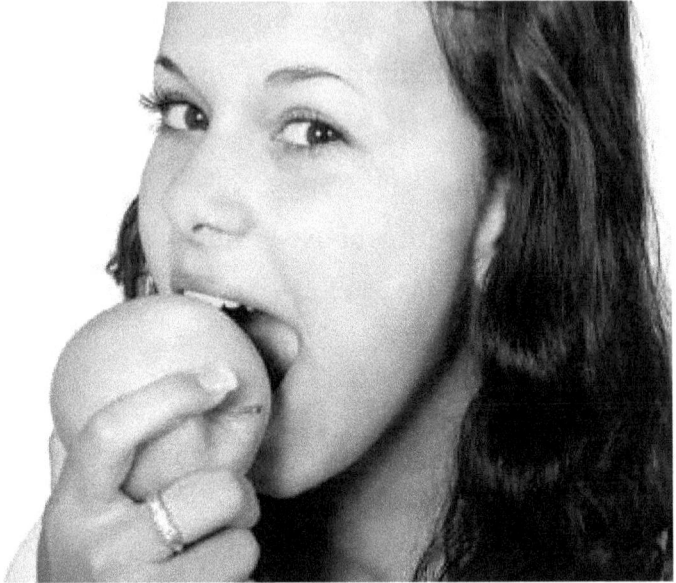

# Desserts und Snacks

<u>Bananen mit Schokoladenüberzug</u>

Dunkle Schokolade - 12 Unzen

Bananen - 1 große, in Drittel geschnitten

Kokosnussöl - 1 Esslöffel

Gehackte, gesalzene Pistazien

Gehackte, geräucherte Mandeln

Kakaonibs

Eisstäbchen

In einem Wasserbad die Schokolade und das Kokosöl unter Rühren schmelzen lassen, bis sie glatt sind.

Verwenden Sie eine Silikonunterlage, um eine Keksform zu bedecken, und stellen Sie sie bis zur Verwendung beiseite.

Stecken Sie in ein Ende jeder Banane ein Eisstäbchen und tauchen Sie die Bananen in die Schokolade, klopfen Sie sie leicht an den Rand des Gefäßes, um den Überschuss zu entfernen.

Die Bananen auf dem Pergament ausbreiten und mit den gehackten Nüssen und Kakaosplittern bestreuen.

Legen Sie das Backblech in den Gefrierschrank, damit die Bananen aushärten und fest werden können.

Sobald sie vollständig gefroren sind, können Sie sie servieren oder einzeln einpacken und im Gefrierschrank aufbewahren.

**Ergibt 9 Portionen.**

Zimt-Apfel-Chips

Fuji Äpfel - 3 große

Gemahlener Zimt - 0,75 Teelöffel

Stellen Sie die Backofenroste in den oberen und unteren Teil des Ofens und stellen Sie ihn auf 200 Grad Fahrenheit ein.

2 Backbleche mit Silikonpolstern auslegen und bis zur Verwendung beiseite stellen.

Die Äpfel waschen und das Kerngehäuse mit einem Apfelausstecher entfernen.

Schneiden Sie die Äpfel mit einer Mandoline in 1/8" dicke Scheiben.

Legen Sie die Äpfel gleichmäßig und in einer einzigen Schicht auf die Backbleche.

Die Äpfel mit Zimt bestreuen und jede Form auf einem oberen und unteren Rost 60 Minuten backen.

Nach einer Stunde nehmen Sie die Pfannen und tauschen Sie die Einschübe, um die Pfanne, die auf dem oberen Einschub war, auf den unteren und die Pfanne, die auf dem unteren Einschub war, auf den oberen zu stellen.

1-1/2 Stunden weiterbacken.

Testen Sie den Gargrad, indem Sie einen Chip aus der Pfanne nehmen und ihn 2-3 Minuten außerhalb des Ofens abkühlen lassen. Wenn er nach dem Abkühlen knusprig ist, ist er fertig.

Den Ofen ausschalten, aber die Äpfel noch eine Stunde im Ofen lassen, damit sie abkühlen und knusprig werden.

**Ergibt etwa 6 Portionen.**


Avocado-Brownies

Reife Avocado - 1 groß
Bio-Eier - 3 große
Ungesüßtes Apfelmus - .5 Tasse
Meersalz - 0,25 Teelöffel
Kokosnussmehl - .5 Tasse
Ahornsirup - .5 Tasse
Backnatron - 1 Teelöffel
Ungesüßtes holländisches Kakaopulver - 0,5 Tasse
Vanilleextrakt - 0,33 Esslöffel

Schalten Sie den Ofen ein und backen Sie bei 350 Grad Fahrenheit.

Geben Sie Vanille, Ahornsirup, Avocado und Apfelmus in Ihren Mixer.

Geben Sie die Zutaten in eine große Schüssel, fügen Sie die Eier hinzu und verquirlen Sie sie.

Kokosnussmehl, Meersalz, Kakao und Backpulver unterrühren. Weiterrühren, bis alles gut vermischt ist.

Fetten Sie eine 8x8-Backform mit Kokosnussöl ein und geben Sie den Teig hinein.

Im Ofen ca. 25 Minuten backen lassen.

Sobald die Brownies 20 Minuten lang abgekühlt sind, in 16 Stücke schneiden.

Lagern Sie die Brownies ungekühlt in einem luftdichten Behälter für bis zu 2 Tage.

**Ergibt 16 Portionen.**

Gefrorene Blaubeer-Bissen

Vanille-Joghurt - 8 Unzen
Zitronensaft - 2 Teelöffel
Heidelbeeren - Pint, frisch

Mit den Händen oder einem Holzlöffel die Zutaten in einer
großen Schüssel vorsichtig vermischen, damit die Blaubeeren
nicht zerdrückt werden.

Ein Backblech mit einer Silikonunterlage auslegen und die mit
Joghurt überzogenen Heidelbeeren darauf verteilen.

Das Backblech vor dem Servieren etwa 2 Stunden in den
Gefrierschrank legen.

Gewürz-Plätzchen

Palmfett oder Butter - 8 Esslöffel
Maniokmehl - 1,5 Tassen
Kokosnusszucker - 0,66 Tassen
Bio-Eier, 3 Groß
Gemahlene Kurkuma - 1 Esslöffel

Biologische Melasse - 3 Esslöffel

Gemahlener Ingwer - 2,75 Teelöffel

Gemahlener schwarzer Pfeffer - 3 Teelöffel

Zimt - 0,75 Esslöffel

Salz - 0,25 Esslöffel

Orangenextrakt - 0,25 Esslöffel

Backnatron - 0,25 Esslöffel

Stellen Sie den Ofen auf 350 Grad Fahrenheit zum Backen ein.

Verwenden Sie Silikonbackpads, um 2 Backbleche zu belegen.

Zucker, Backfett, Eier und Melasse mit einem Handrührgerät vermengen, bis alles gut vermischt ist.

Orangenextrakt, Salz, Gewürze und Backpulver hinzugeben und weiter mixen.

Langsam den Maniok einrieseln lassen und mit dem Handrührgerät weiterarbeiten, bis sich ein Teig bildet.

Legen Sie ein Blatt Pergament- oder Wachspapier flach auf Ihre Arbeitsfläche und glätten und verdünnen Sie den Teig mit einem Nudelholz, bis er etwa ¼"-3/8" dick ist.

Mit einer Ausstechform Kekse ausstechen und auf die Backbleche legen.

Backen, bis die Kekse leicht golden sind, etwa 13-15 Minuten.

Die Kekse zum Abkühlen auf ein Kühlgestell legen.

**Ergibt etwa 18 Kekse.**


Kürbisgewürz-Kekse

Kürbispüree - 1,5 Tassen

Ungesüßte Kokosnussflocken - 1 Tasse

Ahornsirup - .5 Tasse

Kokosnussmehl - 0,33 Tasse

Gemahlener Zimt - 1,5 Teelöffel

Kokosnussöl - 0,33 Tasse

Ingwer - 0,75 Teelöffel


Schalten Sie den Ofen ein und backen Sie bei 350 Grad Fahrenheit.

Eine Keksform mit einem Stück Pergamentpapier auslegen

Verwenden Sie einen Mixer, um alle Zutaten des Rezepts zu einem Teig zu verarbeiten.

Mit einem Esslöffel oder einem Keksportionierer gleichmäßig große Kekse ausstechen und auf das Pergamentpapier legen, dann leicht flach drücken.

Nach 30 Minuten Backzeit die Kekse herausnehmen und auf ein Abkühlgitter legen.

Bewahren Sie die Kekse bei Raumtemperatur auf, wenn Sie harte Kekse bevorzugen, oder decken Sie sie ab. Sie bevorzugen ein weicheres Gebäck.

Banane-Kokosnuss-Kekse

Banane - 1
Ungesüßte, geschredderte Kokosnuss - 0,75 Tasse

Stellen Sie den Ofen auf 350 Grad Fahrenheit ein.

Fetten Sie ein Backblech mit Kokosnussöl oder -spray ein und stellen Sie es beiseite.

Verwenden Sie einen Mixer, um alle Zutaten auf der Zutatenliste zu pürieren.

Nach dem Vermengen den Teig zu Scheiben formen und auf ein Backblech legen.

Das Blech für etwa 25 Minuten in den vorgeheizten Backofen schieben, bis sie gerade anfangen, braun zu werden. Auf ein Abkühlgitter geben.

Ingwer-Dattel-Riegel

Datteln - .75 Tasse
Mandelmehl - 1 Tasse
Gemahlener Ingwer - 1 Teelöffel
Ungesüßte Mandelmilch - .25 Tasse

Den Ofen auf 350 Grad Fahrenheit einstellen.

Datteln und Mandelmilch in den Mixer geben und mixen, bis sich die Zutaten zu einer Paste verbinden.

Das Mandelmehl und den Ingwer zu der Masse geben und 2-3 Minuten weiter mixen.

Die Mischung 20 Minuten lang in einer 8x8 Auflaufform backen.

Abkühlen lassen, dann in 8 Riegel schneiden.

**Ergibt 8 Portionen.**


Pikante Nüsse

Mandeln - 1 Tasse

Olivenöl - 1 Esslöffel

Cashews - 1,25 Tasse

Cayennepfeffer - 1 Teelöffel

Paprika-.25 Teelöffel

Pekannüsse - .75 Tasse

Kreuzkümmel - 0,75 Teelöffel

Knoblauchpulver - 0,75 Teelöffel

Gemahlener schwarzer Pfeffer - 0,5 Teelöffel

½ Teelöffel Meersalz - 0,5 Teelöffel


Den Ofen auf 350 Grad Fahrenheit einstellen.

Ein Blech mit Folie auslegen und die Nüsse so auf dem Blech verteilen, dass sie sich nicht überlappen.

Die Nüsse 7 Minuten lang rösten, wenden und weitere 7 bis 8 Minuten rösten.

Während die Nüsse rösten, Chilipulver, Kreuzkümmel, Knoblauch, Salz, schwarzer Pfeffer und Cayennepfeffer in einer kleinen Schüssel gut verrühren.

Nehmen Sie die Nüsse aus dem Ofen und stellen Sie sie zum Abkühlen beiseite.
Die Nüsse in eine große Schüssel geben und erst mit Öl und dann mit der Gewürzmischung bestreichen. Umrühren, bis sie gut bedeckt sind.

In einem verschlossenen Behälter bei Raumtemperatur aufbewahren.

Zitronen-Knoblauch-Wegerich-Chips

In Chips geschnittene grüne Kochbananen - 3 Tassen
Avocadoöl - 3 Esslöffel
Knoblauchpulver - 2 Teelöffel

Zitronensaft - 1 Esslöffel

Stellen Sie den Ofen auf 350 Grad Fahrenheit zum Backen ein.

Ein Backblech leicht einfetten oder mit Pergamentpapier auslegen und beiseite stellen.

Die Wegerichscheiben in eine etwas größere Schüssel geben und mit den Händen vorsichtig mit dem Kokosöl und dem Knoblauch bestreichen.

Sobald der Ofen aufgeheizt ist, die Kochbananen mit dem Zitronensaft bestreichen und erneut schwenken, um sicherzustellen, dass sie vollständig bedeckt sind.

Die Kochbananen auf dem Backblech verteilen, so dass sie sich nicht überlappen, und backen, bis sie gerade anfangen, braun zu werden.

Die Kochbananen herausnehmen und auf einem mit Papiertüchern ausgelegten Teller abtropfen und abkühlen lassen, bevor sie serviert werden.

## Schokoladen-Chiai-Pudding

Ungesüßte Mandelmilch - 2 Tassen
Ahornsirup - 0,25 Tasse plus 2 Esslöffel
Kakaopulver - 0,25 Tasse
Chia-Samen - 0,25 Tasse plus 2 Esslöffel
Eine Prise Meersalz

Alle Zutaten in einer mittelgroßen Rührschüssel mit einem Schneebesen verrühren. Weiter mixen, bis sich das Kakaopulver vollständig aufgelöst hat und der Pudding gut vermischt ist.

Die Schüssel zugedeckt für etwa 6 Stunden in den Kühlschrank stellen, dabei gelegentlich umrühren, damit die Chiasamen geleeartig werden und der Pudding fest werden kann.

**Ergibt 4 Portionen.**

## Wassermelonen-Sorbet

1 Wassermelone ohne Kerne - 1geschält und in Würfel geschnitten

Legen Sie eine einzelne Schicht Wassermelonenwürfel in eine Backform und frieren Sie sie etwa 2 Stunden lang ein, bis die Wassermelone fest ist.

Die Wassermelone in eine Küchenmaschine geben und mixen. Sobald die Wassermelone eine weiche, leicht dicke Konsistenz erreicht hat, in eine tiefe Auflaufform geben und dabei darauf achten, dass sie gut verschlossen ist.

Die Pfanne für etwa 1-2 Stunden in den Gefrierschrank stellen, bis das Sorbet löffelfertig ist.

Sonnenschein-Smoothie-Schale

Bananen - 1 oder 2, gefroren
Ananas - .5 Tasse, gefroren
Kokosnusscreme - 2 oder 3 Teelöffel
Mango - .5 Tasse, gefroren
Holunderblütensirup - 2 Teelöffel
Kokosnussmilch - 0,25 Tasse
Lucuma - 1 Teelöffel

Alle in der Zutatenliste aufgeführten Zutaten hinzufügen und in einem Mixer pürieren. Sobald der Smoothie gut gemixt und verflüssigt ist, in eine Schüssel umfüllen und nach Belieben mit gerösteter Kokosnuss oder getrockneter Ananas belegen.

Tropische Smoothie-Schale

**Smoothie:**
Mango - 16 Unzen, aus dem Gefrierschrank
Banane - .5
Ananas - 16 Unzen, aus dem Gefrierschrank
Chiasamen - 2,5 Teelöffel
Orangensaft - 1 Tasse
Kurkuma - 0,125 Teelöffel

**Toppings:**
Gehackte Mandeln
Kokosnuss-Flocken
In Scheiben geschnittene Kiwi
In Scheiben geschnittene Erdbeere

Kombinieren Sie alle in den Smoothie-Zutaten aufgeführten Zutaten in einem Mixer. Sobald die Zutaten gut zerkleinert und gründlich gemixt sind, den Smoothie in eine Schüssel geben und mit Erdbeeren, Kiwi, Nüssen und Kokosnuss belegen.


Kurkuma-Mango-Smoothie-Schale

**Smoothie:**

Banane - 1 gefroren

Mangos - 0,5 Tasse, gefroren

Einfacher, ungesüßter Joghurt - .5 Tasse

Termine -2

Mandelbutter, 2 Esslöffel

Gemahlene Kurkuma - 0,5 Teelöffel

Leinsamenmehl - 2 Esslöffel

Ein Spritzer ungesüßte Mandelmilch

Eine Prise Salz


**Toppings:**

Müsli

Kokosnuss-Flocken


Alle Smoothie-Zutaten zusammen mixen, bis sie glatt sind.

Den Smoothie in eine Schüssel geben und mit Granola und Kokosnuss bestreuen.

# Schlussfolgerung

Vielen Dank, dass Sie es bis zum Ende von *"Die entzündungshemmende Diät für Anfänger"* geschafft haben. Ich hoffe, es war unterhaltsam und informativ und hat Ihnen das nötige Rüstzeug gegeben, um Ihre Ziele zu erreichen, was auch immer das sein mag.

Der nächste Schritt besteht darin, diese neuen Informationen in die Tat umzusetzen. Gehen Sie in den Supermarkt und füllen Sie den Einkaufswagen mit farbenfrohen, entzündungshemmenden Lebensmitteln und beginnen Sie Ihr neues gesundes, schmerzfreies Leben.

Wenn Sie der Meinung sind, dass dieses Buch Ihr Leben verändert hat oder in irgendeiner Weise nützlich ist, freuen wir uns über eine Rezension auf Amazon!

www.ingramcontent.com/pod-product-compliance
Lightning Source LLC
Chambersburg PA
CBHW060946050426

42337CB00052B/1606